貧者のホスピスに愛の灯がともるとき

目次

第1部 「きぼうのいえ」の住人たち……3

貧者のホスピスに愛の灯がともるとき——山谷のひとびとともに

第1部

「きぼうのいえ」の住人たち

「きぼうのいえ」ってどんなとこ？

きぼうのいえは、東京の、通称・山谷地区で、ホスピス・ケア（終末期医療）を目的に、医療・看護・介護といった分野の専門職と連携して運営される在宅ホスピスケア対応型集合住宅です。こう書くとなんだかむずかしく思われるかもしれませんが、下町の風合いをとり入れた、山谷のホスピス旅館、またはホスピス長屋と呼んでもいいでしょう。第二次世界大戦後の混乱と復興を生きぬいてきた名もなき市井の一庶民、元ホームレス、行き場もなく身寄りもないひとのための、日本ではじめてのホスピスです。

山谷について詳しくないひとのためにもう少し説明しておくと、山谷は東京都の台東区と荒川区にまたがる日雇い労働者の街、いわゆる「ドヤ街」の通称で、横浜の寿町、大阪の釜ヶ崎と並んで、日本の三大スラムと呼ばれることもあります。そのなかでももっとも高齢化の進んだ街であり、貧しいひとたちが多く住むところといえます。

かつての山谷は、日雇い労働者の街であると同時に、暴動の街としても有名で、積もり積もった憤懣にいったん火がつくと、どうしようもないありさまでした。タクシーも怖くて通らないとか、女性が入ったが最後、生きては出られないといった噂も、まことしやかに流れていました。とくに一九六〇年代には山谷騒動といって何度も暴動が発生し、そこに暴力団や左翼のゲバ学生も流入して、

「きみたちプロレタリアートはブルジョアに搾取されている。われわれと一緒に共産国家をつくろう」

なんて扇動するものですから、労働者も大暴れし、警察車両はひっくりかえす、機動隊が催涙ガスや放水を浴びせかければ、労働者は投石や火炎瓶で応酬する、血と汗と涙、怒りと憎悪におおわれた、そんな街だったのです。

でも当時から一部のひとは気がついていました。やがてこの街はたいへんなスラム街になるにちがいない、と。

考えてみれば、この街に住む日雇い労働者のみなさんが歳をとったとき、いったいだれ

がそのケアを引き受けるというのでしょうか。日雇いの低賃金でその日暮らしをしてきたひとたちには、十分な蓄えもないでしょう。病院もダメ。国や都、区も大したことはできそうになく、民間は炊きだしをするのが精いっぱい。この街の暗い未来を予見していたひとは少なくなく、とりわけ労働者の高齢化が進み、バブル崩壊で日雇い仕事も激減したこの二〇〜三〇年間に、危機意識は急速に高まってきたのです。

ぼくはこの山谷地区に多くの貧しいひとびとが住んでいることを知って、この場所に、マザー・テレサがインドのコルカタではじめた「死を待つ人の家」の日本版をつくろうと思い立ちました。ただし、それは日本文化になじむものにしたいと思いましたし、「死を待つ」のではなく、「生を十分に生ききる」施設にしたいとも思いました。

ぼくは事業計画を練り、銀行から一億円の融資を受け、日本中のキリスト教の教会に呼びかけて寄附を募り、定員二一名の施設を創設しました。それが「きぼうのいえ」です。幸いにも多くのボランティアや専従スタッフの協力を得ることもでき、毎月約二名、一五年間に二七〇名をみとることになりました。

きぼうのいえでは、路上から病院に救急搬送されて、身体を精査したところ、もう手のほどこしようがないとわかって、せめて最期のひとときだけでも家庭的なふんいきですごしてほしいという担当医の即断で入居して、わずか二日でお亡くなりになるケースもあります。その一方で、ドヤ（簡易旅館）で体調不良を訴えて病院に搬送され、すぐに死ぬような状態ではないが、余命数年と診断されたものの、そのままドヤで生活をつづけるだけのＡＤＬ（日常生活動作）もなく、三か月ほど入院し、もう少し正確な中長期の余命の診断がついて、「大体あと二年くらいは生きられるのではないか」というひとたちもいます。純粋に医学的にはホスピスに入るような終末期の患者とはいえないのかもしれませんが、ぼくたちは「自然的終末期（ナチュラル・ターミナル）」と呼んで、積極的に引き受けていくという基本方針をとっています。

日本のホスピスや緩和ケア病棟の平均在院日数は四〇日程度だそうですが、きぼうのいえの入居者は生活期間もずっとバラエティに富んでいるのです。

ここにたどりつくかたは、みんなたいへんなご苦労をされています。口にできない苦悩や罪の意識をこころの奥底に堆積させているひとが多いのです。最近のことばでいえば、スピリチュアルペイン（霊的な痛み）というのでしょうか、これがきぼうのいえの最大の特色かもしれません。一見、虚無主義者《ニヒリスト》のような言動やふるまいもあります。「おれの人生なんて……」と自己評価が低く、極度の人間不信に陥っていたり、猜疑心の強いひとも

少なくありません。ぼくたちが、

「お医者さんから薬が出ているから飲みましょうよ」

とうながすと、

「製薬会社から裏金をいくらもらっているんだ」

といわれたり、

「この薬は、内臓のはたらきに効くんだよ」

といえば、

「おれたちが死んだら、内臓をフィリピンかどこかの外国に売る気だな」

と疑われたりします。かつて世間をにぎわせた臓器売買のニュースを思いだすのかもしれません。でも、そんなことをいわれると、全身が脱力してしまいます。だって――こういっては申しわけないですが――入居者の内臓なんて、とても売れる代物とは思えないからです。

「あのねえ、あなた、そんな売れるような内蔵なの？　そりゃさ、亡くなってから、病気のひどい状態の標本として、大学病院のアルコール漬けの標本にならなれるかもしれないけど……」

入居者の罵倒のバリエーションは豊富です。

「おまえたちは、おれたちにたかって、もうけているんだろう」

「きぼうのいえは、ひとを殺して稼いでいるんだ」

「ひとを殺して稼いでいる？」

これをきいたとき、ぼくは妙に納得してしまいました。

「殺してはいないけれど、まあ、たしかに、ひとの死に関わることをなりわいとしている点では正しい！」

でも、こんな斜にかまえた態度の背後には、「うまい話には絶対裏がある、ひとが善意だけでいいおこないをするわけがない」という、入居者のかたたちの、過去の苦い経験からくる確信があるのです。ひとびとが無償で愛のおこないをするなんて、はじめは理解してもらえません。だから、「愛情とおもてなしのシャワーを浴びてもらって、不信感を溶かす」ことが、きぼうのいえのスタッフの大きな役割になるのです。

そんなぐあいですから、ちゃんと礼儀正しいひとが来ると、ぼくたちは逆に心配になってしまいます。

「今日からお世話になる××です。よろしくお願いします！」

こんなことをいわれると不安がつのります。それが食事どきになって、

「なんだ、飯が冷たい！　温めなおしてこい！」

とかなんとか悪態をつかれると、すごくほっとするのです。

「あー、よかった！　やっぱり変なひとだった！」

また、クレームもなかなかおもしろいものです。ご寄付でいただいた古代米や五穀米を出したらひどく怒られたことがあります。

「おれたちにまた、あの臭くてまずい飯を食わす気か！」

おそらく刑務所を思いだすひともいるのでしょう。「栄養があるから」といっても納得してくれません。

表札を見て、事務所に乗りこんでくるひともいました。

「なにがきぼうのいえだ！　きぼうのいえじゃねえ、ここは、失望のいえだ！」

こんないいがかりにはスタッフも慣れたもので、それを額面どおり受けとめません。

「えっ、なあに？　絶望のいえでないだけマシよね」

なんていいかえしています。合気道のワザと一緒で、攻撃してくるちからを受けとめて、そのちからを使って相手を倒すといいますか、こうなると、いわれたほうはなんていいか

えせばいいかわからなくなって、

「いうねえ、あんたも」

とかいって思わず笑ってしまいます。思いもかけないユーモアの効用です。

ナースコールをめぐっていいあいになることもあります。

「くそばああ！ くそばばあ！」

と入居者にいわれつづけたボランティアが、ついにキレて、

「なんだとお？ このくそじじい！」

とやってしまったこともあります。それから先は、もうメチャクチャです。病院やふつうの介護施設でしたら、

「暴言だ！ ことばのネグレクトだ！」

と問題になるにちがいありません。きぼうのいえでそれが許されるのは、スタッフが入居者さんと心底から一緒に生きており、たとえ擬似的であっても家族だという意識が流れているからではないでしょうか？

からだの痛みからひとを解放するのが、ホスピスの第一の役割であるのはたしかです。でも、それとおなじくらいに、そのひとの精神的な、スピリチュアル（霊的）な痛みや苦

しみを軽くすることも大切なことです。きぼうのいえには、たんなる医療施設ではない独特の役目があると、ぼくは信じているのです。

傾聴の大切さ

入居者のかたの言動やふるまいは、きぼうのいえに来て二〜三か月がたったころに変わることが多いようです。あるときふと、風むきが変わるような瞬間があるのです。

洗濯物などをタンスにしまっていると、入居者から声がかかります。

「おれもいろんなことがあってよう……」

それをじっくりきいてあげて、

「そんなことがあったんだあ」

と相槌を打つと、

「それからさあ、……」

というぐあいに回顧録がはじまります。

こんなひともいました。

「おれは田舎で、親が先祖代々受けついできた財産をぜんぶ売っぱらって金に変えて、それをもって逃げてきたんだ。逃げるときにはよぉ、家族が追ってこられないように、タンスのなかにあった着物を、ぜんぶナイフで十字に切り裂いて逃げてきたんだぜ……」

ぼくたちは、そんな壮絶な話をきいて絶句するしかありませんが、同時に、その瞬間、貴重なきっかけをつかむのです。

ぼくは医学の専門家ではありませんが、病院での治療は、ＥＢＭ（エビデンス・ベースド・メディスン。検証に基づいた医療）が主体であり、治療者に求められるのは、人体の生理的機能や病態の理解やその治療方法、あるいは治療に必要な科学的知識だと耳にしたことがあります。もちろんそれは医療の一側面であって、人間の心理的・精神的様相を熟知し、実践されているお医者さんもたくさんいらっしゃるだろうことはわかっています。

でも、ある入居者がこんなことをいったことがあるのです。それは「みなさんにとってどんなことが大切ですか」とたずねたときのことでした。

「一分でも五分でもいい。〝ことばのケア〟がほしい。それがなにより大切です」

ぼく自身の入院経験からしても、病院ではことばのケアは少ないと思います。入院しているひとがどういう生きかたをし、過去にどんな悲しみがあり、どんな苦しみがあったのか、どうして現在の状況になり、これからどうしたいのか、そんなことに医療者が耳をかたむける場面はほとんどないようですし、それも当然なことなのでしょう。けれども、

「一分でも五分でも、それがほんとうにありがたいし、うれしい」

と当事者にいわれたことは、とても印象に残りました。

だから、きぼうのいえのケアの中心は、積極的な傾聴にあるとぼくは思っています。むりにききだすのではなくて、むこうから語ってくるままに、そのひとがいいたい範囲で積極的に話すことをきくのです。

さまざまな事情で離婚を経験し、妻子と別れてひとりで山谷に流れついたひとも多くいます。懊悩し、こころに深い傷を負ったひとも少なくありません。また、ほとんどのひとが日雇い労働を経験しています。戦後の高度経済成長で繁栄と景気のよさを経験し、バブルの崩壊とともに仕事にあぶれて、ホームレスにならざるをえなかったひともいます。お金の前に人間がいかに弱い存在であるか、みんな痛感しています。賭博や酒や女性のもたらす天国と地獄の両方を味わったひとも多いのです。

それでも、きぼうのいえに入居するまで身ひとつになっていた入居者にとっては、それ

それの想い出はなにものにもかえがたい財産で、それを共有できることは、入居者のかたたちにとっても、ぼくたちにとっても幸せな体験になりうるのです。

山谷という街では、みんなじぶんが生きるのに精いっぱいです。胸のうちで、さまざまな後悔だけがグルグルとまわっています。でも、ぼくたちは、かれらのことばに耳をかたむけることができます。そうすると、入居者さんのなかで未解決だったことや、じぶんの無作法なふるまいに、じぶんで気がつくようになります。じぶんの人生を再評価して、反省し、謝罪し、悔い改め、それがやがて人生との和解となり、癒やしになっていくのです。ぼくたちは、その人生の謎解きに参画させていただく、そういう態度が大切だと思います。

幸福と不幸のないまぜの日々のはてにきぼうのいえにたどりついて、新しい生活をはじめたひとたちと出会い、かれらの人生の総決算に寄り添える日々を、ぼくは幸せだと思っています。じかに触れて多くの学びがえられることを感謝しています。だから、ぼくがきぼうのいえで出会った人生の先輩たちと、かれらの介護やみとりを通じて学んだことを、これから少しご紹介してみたいと思うのです。

山谷で生まれ変わったひと

山谷に暮らすひとの圧倒的多数は肉体労働に従事しています。そういうひとは文化的な趣味にはほど遠いと誤解されがちなのですが、山谷には「山谷俳句会」というものがあって、かれこれ二〇年以上も活動をつづけ、『なかま』という句誌を出してきた歴史があります。前節で両親の財産をぜんぶ売り払い、着物をすべて十文字に切り裂いて飛びだしてきた、と衝撃の告白をしたIさんは、その句会の常連さんなのでした。

Iさんは子どものころから激しい気性の持ち主で、親戚すじの話によると、家を飛びだしたのは十代のとき。その後あちこちに居をかまえるものの、じぶんを理解し受け入れてくれるひとに出会えずに苦しみ、山谷に流れついてようやく信頼できる東京都の相談員のかたと出会います。思いつめて自殺を考えたときも、相談員のかたにアドバイスをもらって危機を乗り越え、生活もこころも安定してきたというのです。そうしてIさんは過去のじぶんを反省し、人間にとってなにが大切か、どういう生きかたがほんものかを考えるようになりました。

そんなとき、Ｉさんは山谷を訪れたマザー・テレサを目撃します。そしてマザーの生きかたを知って、たいへんなショックを受けたのです。マザー・テレサの「ひとのために生きる」という生きかたに、ほんものを見つけたのです。

Ｉさんは後年、マザーの帰天（逝去）の知らせに接したとき、

「もうあのような人が世に現れることはないだろう」

と、たいへん嘆いて、

「悲しみのあまり三度泣いた」

といいました。家を飛びだすときにとった行動を考えれば、たいへんな変わりようです。

Ｉさんのなかの古いじぶんは死に、マザー・テレサの生命が芽吹いてきたかのようです。実際そのころにはＩさんの人柄も穏やかになって、多くのひとに愛されるひとへ変わっていたのです。

Ｉさんは亡くなるまでの最後の一年をきぼうのいえですごしました。多くのスタッフや看護師、ヘルパーさんたちに愛をふりまき、同時に愛されたのでした。

このようなＩさんの生きるすがたを見ていると、「和解」とはつまり「いのちの再生」

であり、「新しいいのちが吹きこまれること」なのだ、とわかるような気がしてきます。

Iさんの告別式は、かれを愛したひとたちで礼拝堂がいっぱいになりました。Iさんはいまもぼくたちのなかに生きていることを感じます。「愛は滅びることがない」。Iさんはそう身をもって教えてくれたのではないでしょうか。

内臓で飲むお酒、おいしいですか?

きぼうのいえは、ふつうの福祉施設や介護施設とちがって飲酒も自由です。きぼうのいえはあくまで入居者の家であり、「在宅」を前面に打ちだしているからです。特別養護老人ホームでは飲酒は厳禁だ、と最近、関係者からきいてびっくりしたくらいです。東京郊外の聖ヨハネ・ホスピスでは週に一回、バーが開店するといいますが、きぼうのいえでは、入居者は部屋で、野球や相撲、ドラマなどを見ながらちびちびやっているのです。

医師に叱られるかもしれませんが、点滴スタンドのボトルのなかに、焼酎や日本酒をこっそり仕込んで、それを胃瘻(胃に管を造設してそこから栄養分を摂取する)でちびちびやりながら野球放送を見ているひともいたりします。なかには、朝からはじめてしまい、スタッフから叱られているひともいます。

実はきぼうのいえでは、アルコール依存症のひとまでが一杯やっています。

こんなことを白状すると、救世軍をはじめ、日本中の福音派のクリスチャンからは非難の嵐かもしれませんが、実際そうなのでしかたがないのです。

そういうわけで、二〇一〇年の松竹映画『おとうと』（山田洋次監督）では、笑福亭鶴瓶ふんする鉄郎が、胃瘻からお酒を飲む話が出てきますけれど、それは創作でもなんでもなく、きぼうのいえでの事実に基づいているのです。入居者のTさんがそのモデル。かれはおこづかいのなかから安い二五度の焼酎を買ってきて、点滴スタンドのボトルにドブドブと流しこみ、胃のなかに到達すると、

「オッ！　キタ、キタ、キタ」

と叫んで、

「あーうめー」

というのです。摂取する量も半端ではなく、一日に一リットルぐらい飲んでいて、そのあげく、

「あー、気持ちええわー」

といって、お小水をジャーっとリハビリパンツのなかに漏らしてしまうという、まことに「しょうもない」入居者でした。

別の施設では「お酒を飲んではいけない。もしも飲んだ場合には、退去処分とする」というところもありますが、ぼくは疑問に思っています。なぜかといえば、ホームレスのひとに、

「飲んだら退所です」

といったら、

「じゃあいいよ、退所してやるよ。酒を自由に飲んでも、だれも文句をいわねえ、あの路上に戻ってやるよ」

それで終わりです。そして路上で雨に打たれて低体温になったり、肺炎になって、病院に運ばれる途中で死亡するといった悲劇が簡単に予見できてしまいます。

だからきぼうのいえでは、お酒を提供したりはしませんが、じぶんで買いに行くぶんには、なにもいわないことにしました。飲む量についても、なにもいいません。しかし、飲みすぎて苦しくなったときには、遠慮なくナースコールで呼んでくれといってあります。

なんとか飲みたいという入居者と、できれば飲ませたくないぼくたちのあいだで、ぎりぎりのバランスをとったらこうなったのです。いのちがけでも飲みたいというひとの自己決定権、究極的には「お酒を飲んで死ぬ自由」もあるのか、といったせめぎあいのひとつの帰結点なのです。

ところで、先のTさんは、うちのスタッフで看護師の資格を持つNさんとなかよくなって、上野公園までマウンテンバイクをつらねて遊びにいったり、故郷の能登半島まで飛行機で里帰りしたりしているうちに、だんだん飲む量が減ってきました。臨死期が近づくと、「お守り」と称してブリックパックに入った日本酒を持ち歩くだけになってしまいました。

実をいうと、きぼうのいえに来ると、依存性だったひとがお酒よりも価値のあるものを見つけて、自然にお酒を飲まなくなる現象がけっこう多いのです。それをぼくたちは「きぼうのいえマジック」と呼んでいます。

さて、お酒を買いに行けるのだから当然ですが、外出も自由です。出かけるひとが、だれにともなく声をかけていきます。

「ちょっと出かけてくるから。あたりやまで」

「あたりや」といえば、じぶんから車にぶつかって、慰謝料をせしめるひとを想像してしまいますが、実は、きぼうのいえから歩いて一分のところにあったパチンコ屋です。

ある末期がんの入居者は、夜の九時くらいに寝巻きすがたで出かけていきました。抗がん剤の点滴をガラガラ引きずりながら行くのです。パーキンソン病も患っていたので、手がぷるぷるしています。しかし、動きをとめなくてはならないところでは、手はピタリととまるのです。スロットをやっていて、打鍵するときには、パンパンパン、パンパンパン……と、しっかり押しています。そうでないときはまたぷるぷると……。

そんな入居者のみなさんを見ていて、ネガティブな動機やマイナスの発想による行為の選択から、ポジティブで楽観的な発想へ、あるいは、大いなる摂理への信頼に根を張った行為の選択へと視座を転換するほうが絶対に楽しいし、人生を豊かにしてくれるにちがいないと思っているのです。

ある女性のホームレス

多くのひとは「ホームレス」ときくと、男性を思い浮かべるようです。でも、全体から見ればたしかに少数とはいえ、女性のホームレスもいるのです。

いま七〇代半ばのSさんは、山谷からほど近い上野公園でホームレスとして生活していました。生まれは信州で、実家は蕎麦屋。先代から引きついだ老舗の女将を、三〇年以上にもわたってつとめてきたやり手でした。

ご子息がひとりいて、この子が成人して結婚するのですが、五年で破局して離婚。その後、再婚したのですが、この息子さんの二番目の妻とSさんの関係が最悪でした。休日には家族みんなで行楽地へ旅行に行くのに、Sさんだけが留守番をさせられ、掃除、洗濯、台所の洗いものと、家事の大部分も押しつけられてしまいました。

でも、どんなに辛くても、蕎麦屋の女将としてお客さまの前では気丈にふるまい、笑顔をふりまかなくてはなりません。息子さんは完全に妻の味方で、Sさんの訴えにはまったく耳を貸すことはなく、それどころか、妻と一緒になってSさんを責めたといいます。

ある日、Sさんがなにげなくテレビを見ていると、上野公園で短冊に詩を書いて、それを売って生計をたてている女性ホームレスがとりあげられていました。それがSさんの人生の転機となりました。

「もうこんな生活、がまんできない！　東京へ行ってホームレスになってやる！」

Sさんはそう決心して、信州を飛びだし、ホームレスになったのです。

Sさんは隅田川を眺めながら句を詠みました。もともと文才があって、女将としてはたらいていたときから著名な俳人の門人として、ときおり上京しては指導を受けていたというから本格的です。長年女将をつとめたほどの人徳からか、まわりのホームレス仲間からも「姐さん」と呼ばれて慕われ、食事をわけてもらって空腹をしのぎ、みずからのダンボールハウスの前にも、ほどこしをもらうための空き缶を置いて、ときには道ゆくひとに俳句を売ってすごすという、そんな暮らしを二年にわたってつづけたのです。

ある日Sさんは突然息苦しさをおぼえ、救急車で搬送されて緊急入院となりました。重篤の肺気腫でした。人工呼吸器をつけながらの治療のすえ、やがて病状も安定し、退院の日が近づいてきましたが、台東区の福祉事務所もさすがにSさんを路上に帰すわけにはいかなかったので、きぼうのいえを棲家とすることになったのです。

きぼうのいえのSさんは幸福そうに見えます。

「信州に帰る気はないの?」

とたずねたこともありますが、

「あたしはここで死にたいんだよ。施設長さん、ここにずっと置いてちょうだいよ」

というばかりでした。

Sさんはその後、肺気腫が重くなって再入院し、気管切開の手術を受けて声帯を切除したため、声を失いました。でも生きる気力はいささかも衰えていないようで、いまは傾聴ボランティアの援助を受けながら、筆談で、『波乱の人生一代記』を記録する日々がつづいています。

Sさんがきぼうのいえについて詠んだ俳句があります。

浮草に根をくれし館、天の川

ひとりひとりの望みをかなえる

きぼうのいえでは、ふつうの高齢者の入所する施設ではおこなっていないようなプログラムも実施していました。その名も「のぞみプロジェクト」。天に召されるまでにどうしても果たしておきたいことを、オーダーメイドでかなえるというものです。

別にたいそうな望みばかりではありません。むかし迷惑をかけた、いまは亡きご両親の墓前でお線香をたむけたいとか、別れた妻に会ってあやまりたいとか、ささいな望みが多いのです。

当時Kさんは八十代半ばでした。心臓のぐあいが悪くて、ほとんど外出できません。でも彼女は、どうしてもむかし通ったお店のお好み焼きが食べたいといってきかなかったのです。ボランティアがそれをききつけて策を練りました。そして、いざ決行の日、タクシーを仕立てて浅草へ……。

戦時中から戦後の動乱期の思い出話に花を咲かせながらソーダ水で、

「カンパーイ！」

わずか二時間ばかりの行事なのに、Kさんは嬉しそうに笑ったり、感きわまって涙ぐんだりしながら、あっというまに時間がすぎていきました。Kさんの笑顔はほんとうに楽しそうでした。

彼女の笑顔にはちょっとしたエピソードがあります。きぼうのいえが有名なドキュメンタリー番組でとりあげられることになり、みんなで隅田川沿いにお花見に出かけたとき、実は、Kさんはさんざんぐずりました。布団にもぐりこんで、たぬき寝入りをして、声を

かけられたときなんか、

「あたしゃ調子が悪いんだよ、みんなで行ってきな！」

とふてぶてしくいいはなって、ベッドにしがみついていたのです。

それをなだめたりすかしたりして、Ｋさんもいやいやながら桜が満開の川べりへ出かけていくと、さきほどまでの不機嫌はどこへやら、だれよりも楽しそうに笑いながら、みんなの前で民謡を歌い、手拍子を打ちはじめたではありませんか。

ぼくたちは「いやはや」と呆気にとられながらその光景を見ていましたが、テレビカメラもしっかりとその場面を撮影していたのです。

ドキュメンタリー番組の放送日、みんなでテレビの前にいて、ちょうどＫさんのすがたが映ったとたん、四回線引いてあるきぼうのいえの電話がいっせいに鳴りはじめました。

「番組の途中なのに……」

と、うしろ髪を引かれながら電話に出ると、

「いま出てきたおばあさん、とっても嬉しそうで、楽しそう。ぜひわたしもきぼうのいえに入れてちょうだい」

どの電話の相手もそう訴えかけるのです。一本の電話が終わってもまたすぐつぎの電話

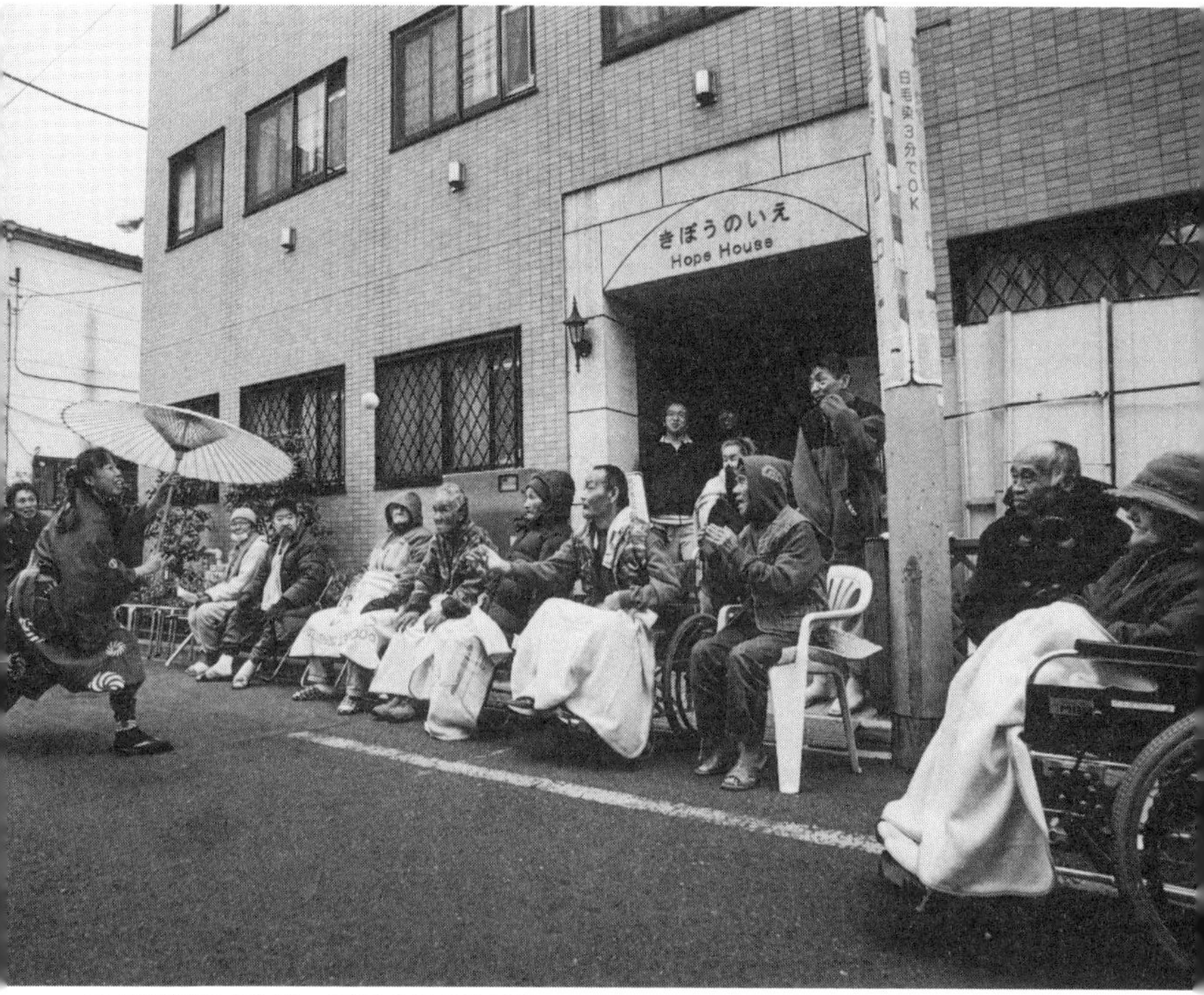

東京都無形文化財の江戸大神楽を見物

がかかってきて、その数、合わせて五〇本あまり。それほどKさんの笑顔はきぼうのいえの生活の楽しさをあますところなく表現して、見るひとのこころを打ったのでした。

さて、いよいよ帰りの時間が近づいて、店をあとにする間際、「女将さんもこれがKさんの最後の来店になると悟ってか、目を潤ませて抱きあっていたよ」と同行したスタッフが教えてくれました。とてもささやかではありますが、いのちの終わり近くの願いをかなえる手づくりの活動を、これからもこころをこめてつづけていきたいと思っています。

東京タワーをつくった男

Sさん(前に出てきたのと同じ〝Sさん〟ですが別人です)は、当時九三歳でした。東京タワーの建築にたずさわった優秀な鳶職人で、その経験はSさんのこころの支えでもありました。

Sさんの人生は波乱万丈そのもので、第二次世界大戦では旧満州国に出征。終戦とともにソビエト軍の捕虜となり、シベリアでの強制労働に一一年間従事させられました。帰国後たまたまペンキ職人募集の張り紙を見て応募し、無事に採用されて、こんどは南方の島国に送られたといいます。そこで現地の部族長の娘と恋仲になり、いざ帰国というとき、その娘が別離をいやがったため村の裁判にかけられて、一年の強制労働に処せられ、それが終わってようやく帰国できたというのでした。おりしも東京タワー建設の鳶職募集があって採用され、苦心のすえ、タワーを完成させたというわけでした。

当時のSさんには恋人がいました。遊郭として有名な「吉原」のお女郎さんだったといいます。いずれはお金をためて身受けして結婚を、とまで考えていたのですが、彼女は結核に罹患していました。当時ストレプトマイシンのような特効薬はまだ出はじめたばかりで、十分な治療をおこなうことは、お金もかかってむずかしかった。そこでSさんは治療のお金を稼ぐために、遮光のための防護マスクをつけなければいけないところを、マスクなしで溶接作業をしたのです。マスクがなければ作業ははかどり、ふつうの三倍稼げたといいます。

「おれはなあ、一〇〇円札の束を荒布でこうギュッと縛ってよ、彼女がいる東大病院の会計へもちこんだもんだぜ」

そういうSさんのいいまわしは、武勇伝を語るような勇ましさがありました。

ただ残念なことに、恋仲の女性は治癒することなく若いいのちを散らし、その後のSさんは山谷を根城としながら、ドヤを中心にひとり身で生きてきました。

Sさんはいまから一〇年前に視力を失いました。医師によれば、マスクなしでの溶接作業が、老後になって失明した遠因だろうというのでした。

以前のSさんは、どんな病院や施設にいても、気に入らないことがあるとすぐ、

「出ていってやる！　死んでやる！」

と大騒ぎをしたものだといいます。

かれはいま、きぼうのいえで元気に暮らしています。スタッフのハルコさんと週一回、蕎麦を食べに行くのが楽しみです。

「おい山本、このぶんじゃ、おれは一〇〇歳まで生きちまうけど、いいか？」

Sさんがドスのきいた声でいいます。

「ええ、一〇〇歳でも二〇〇歳でも生きてください」

ぼくはこころのなかで手を合わせながらいうのです。

（あなたのぶんだけじゃなく、生きられなかった多くの戦友、友人たちのぶんまでね）

ところで、どうしてぼくたちは、Sさんの波瀾万丈の人生を知っているのでしょうか。それは、Sさんと深い人間関係を積み重ねるように努力して、かれの語る断片をひとつひとつ掘りさげてきた結果であり、それを通じて、入居者のひとたちのこころの痛みや喜びや悲しみを理解しようとしてきたことの帰結なのです。医療機関などではふつうありえないことです。ぼくはそのことに、ちょっと誇らしい気持ちがあります。

ぼくたちはSさんにとっては血縁でもなんでもない、いわば赤の他人にすぎないけれど、まるで家族のようにSさんに思いを語ってもらったこと、Sさんの意見や考えに耳をかたむけることができたこと、それがとても嬉しいのです。

これが山谷流介護?

山谷には百数十軒にもなるドヤ(簡易旅館)があります。どのドヤもそれなりに良心的な経営をしていることはまちがいなく、これから述べるエピソードは、そのよさをおとしめる気はまったくないと重々念を押したうえで、紹介したい話です。

ドヤに寝起きするおじさんたちも、歳とともに体力が衰えると、やがて入浴や排泄が困難になっていきます。すると、ときおり寝具に粗相するなんてことも起きます。しかし寝具はドヤの備品、いわば財産ですから、それを糞便で汚されるのはドヤにとっては損害です。

あるとき、あるおじさんが粗相してしまい、それを知ったドヤの帳場さん（ホテルでいうフロント係です）が腹を立てて、

「こんのくそじじい！」

といってぶっとばしたのだそうです。すると、それを見ていた別の帳場さん、くだんの暴行をはたらいた職員に、顔の前で指を左右にふりながら、

「チッ、チッ、チ。そうじゃねえよ」

といいました。

「おまえ、そんなふうに殴って、このじいさんがあおむけにひっくりかえって、後頭部でも打って死んだらどうする！　それこそおまえはこれもん（殺人犯）だぞ。そうやんじゃねえ。こういう場合はだなあ、まず、イーチ、じいさんの後頭部を手で支える。そして、ニイで殴る準備。そしてサン！　顔面をパーンチ！　こうすんだよ！」

そう懇切丁寧に教えたというのです。

ぼくたちはみんな、それをきいたとき凍りつきました。

「これがうわさの山谷流介護か！」

ちからが支配する荒っぽい男だけの世界では、こんな対処法がせいぜいだったのかもしれませんし、これはこれで、ひとつのありかたというべきなのかもしれません。しかし、衰弱したひとに対する本来の人間らしい対処とはまったく別ものであることはいうまでもありません。

そういえば、こんなこともありました。きぼうのいえにボランティアに来ていたKさんからきいた話です。Kさんは当時、大学院で生命倫理を学んでいたのですが、母親からきぼうのいえのパンフレットをもらい、それを読んで感激して、

「お母さん、わたし、きぼうのいえでボランティアをすることにしたわ」

といいました。それをきいたKさんのお母さんは激怒して、

「いまにも死にそうなホームレスのじいさんのオムツを替えることが、おまえに何の役に立つのよ！」

といいはなったそうなのです。この話をきいたとき、ぼくも一瞬、

「ああ、いわれてみれば、それもそうかも……」

なんて思ってしまったのだから情けないというしかありません。

しかし、いままでだれからも十分な愛を受けることなく、ひとをうらみ、すさんだこころで生きてきたひとたちが、はじめて罵倒されることも叱られることもなく、笑顔でオムツを替えてもらうという親切を受けたとき、年老いた入居者の胸にあたたかなともし火がともり、このうえない安堵をおぼえるのだと思うのです。そんな経験をなんどとなく受けながら老後をすごし、やがてかの地へ旅立っていく。これほど貴重なこころの交流があるでしょうか。

無償の愛を受けるのは、人間にとって至高の経験です。この崇高な経験を受けて旅立っていくひとの援助ができることに、意味がないわけがありません。Kさんの母親のひとことは、失礼ながら、とても近視眼的で皮相な見方にすぎないように思われます。

かつての労働者の街・山谷は、超高齢化が進んで、いまや老人の街になっています。いまからでも遅くはありません。きちんとしたホスピタリティのこころを、山谷のひとびとは体験する必要があるとぼくは思っているのです。

山谷の海軍兵士の最期

雪がはげしく降った日から三日目の礼拝堂。九一歳で慢性骨髄性異形成症候群（血液のがんの一種）で亡くなったOさんを偲んで、スタッフやヘルパーのひとびとが集まっていました。

Oさんはたいへんな頑固者で、すこぶるプライドの高いひとでした。

「まったく、きぼうのいえにいるような者は、レベルが低くて仕方がありませんな」

なにかにつけてそういうのが口癖でした。

海軍経理学校の卒業生で、戦時中、自分の乗った船が戦艦大和と並走したことを、なによりの誇りとしていました。いつも「根性棒」と呼ぶ木刀をもち歩いて、かつて軍人であったことを誇示していました。その根性棒も茶毘に付すとき柩におさめさせていただきました。

かといってOさんは、融通の利かない、コチコチのひとというのではありませんでした。

海軍時代、一兵卒が軍刀をあやまって海に落としてしまったことがあったそうです。

「きさま、軍刀は天皇陛下から賜ったものだ！　陛下を海に落としたのとおなじことだぞ！」

大騒ぎになって、艦をとめて、乗員みんなで海中を捜索したそうですが、そんな思い出話をするときも、

「まったくバカバカしいことですな」

と、Oさんは涼しい顔でいってのけました。お茶目なところもあって、

「いやあ、犬を飼うことができるひとよりも、猫をかわいがることのできるモンが、ほんとうに女性に対して紳士でいられるのじゃよ」

などと、色気のある見識を披露しては、ぼくたちを楽しませてくれました。酒よりもカルピスを愛して、

「いやはや、なんともうまいものですな」

と何杯もおかわりしていたものでした。

Oさんは、戦後、兵役を退いたのち、画廊を開業し、マンション経営にも手を出して、一時はたいへん羽ぶりがよかったのですが、すべてはバブルの崩壊で吹き飛んでしまい、

友人にお金の無心をするようになり、周囲のひとびともしだいにかれのもとから去っていって、最後に山谷に流れついたというのでした。

自尊心の強さからか、きぼうのいえのスタッフに排泄の世話をしてもらうことを、極力避けていました。それでもからだの衰えには抗しがたく、あるときスタッフがナースコールで呼ばれていくと、用をすませたOさんが、わなわなとふるえる両手でベッドの柵にしがみついて、必死にからだを支えながら、

「か……、か、かたじけないが、た、たすけてください」

と、かすれた声で訴えてきたこともあったといいます。

Oさんは週末に激痛に襲われて、主治医の判断で、緩和ケアと医療処置のできる病院に救急搬送されましたが、病院でも勇敢に痛みに耐えて、愚痴ひとついわずに旅立っていったのでした。

「皆々様には大変にお世話になり候」

と、規矩正しい候文の遺言状を残していたのも、Oさんらしいことでした。

Oさんを送る儀式と黙想を終えて、かれのありし日を偲んだおひらきに、Oさんの好きだったカルピスのお湯わりをみんなですすりながら、思い出話に花を咲かせました。ご遺

体を炉に入れる寸前、Oさんがデイサービスで書いた、等身大もある堂々たる書、「夕焼け小焼けで陽がくれて」という作品が送り花の代わりになりました。

　Oさんの海軍じこみのばっちり決まった敬礼すがたの遺影は、ぼくたちの記憶にずっと残りつづけるにちがいありません。

路上で大いに慕われたオヤジさんをみとって

　Tさんはある日突然、きぼうのいえの玄関に飛びこんできて、

「きぼうのいえに入れてください！」

と叫んだのです。あまりに唐突だったので、ぼくたちは唖然としました。はたしてきぼうのいえに入ってもらうような病気をおもちかどうかもわからないのです。

　検査を受けてもらった結果、重度の肝硬変があり、認知症もはじまっているということでしたので、入居の手つづきをはじめたのですが、こんどはTさんが投宿しているドヤの主人がすごい剣幕で乗りこんできました。

「うちの客をとる気か！」

「いやいや、まあまあ……」

ぼくがご主人をなんとかなだめると、

「まあ、最近は粗相はするは、夜中に徘徊もするは、で、正直困っておったんですわ。そちらで引きとっていただければたすかります……」

と思わぬ本音が洩れはじめて、Tさんは無事にきぼうのいえの住人になりました。

Tさんは戦前に高等小学校を出、プレス工や金属加工の仕事を経て、山谷へ来て日雇いの仕事についたといい、山谷の生活は五〇年余というベテラン（？）でした。現場監督の仕事をこなすかたわら、競馬などのギャンブルも大好きで、勝負に勝つと景品のタバコや酒を大盤ぶるまいするので、みんなから「オヤジ」と呼ばれて、大した人気者だったそうです。

そんなTさんの問題は食事にありました。親方を引退してからは生活保護も受けずに路上生活をつづけていたようなのですが、食堂のイスとテーブルで食事をすると嚥下障害を起こしてしまうのです。ところが、ふしぎなことに路上だと、なんなく食事がとれるのです。

「どういうことだろう……？」

ぼくたちは首をひねりました。

「そうだ！　Ｔさんに路上で食事をとってもらおう！」

きぼうのいえのガレージの前に小さな足置き台のようなテーブルを置き、その前にしゃがんで食事をしてもらうと、飲みこみがスムーズになったのです。作戦は大成功！　ヘルパーさんは、Ｔさんと並んで路上で食事を介助します。

「介護の仕事をはじめてから長いけど、『路上』ははじめてです」

顔を真っ赤にしながらの懸命の介助です。どんなに年をとってもライフスタイルは変えないほうがいいのだな、というのが、ぼくたちの結論となりました。

Ｔさんは亡くなる数か月前からは路上の食事も無理になってきました。そこで、ぼくたちが選んだ食事は有名なメーカーのアイスクリームでした。ぼくたちは「みとり食」と呼んでいますが、カロリーもあるし栄養のバランスもよく、しかも飲みこみやすいので、寝た姿勢で食べても大丈夫なのです。

「この会社には、きぼうのいえから『みとり食提供感謝状』を出さなきゃね」

というくらい重宝しています。

Tさんの旅立ちは、ほんとうに穏やかなものでした。ぼくたちが、

「Tさん、もう逝っちゃうの？　寂しいねえ」

と呼びかけるなか、眠るように逝ったのでした。

彼の葬儀はきぼうのいえはじまって以来のにぎやかさで、玄関に祭壇が置かれ、近所のおじさんたちがかわるがわる線香をあげに来てくれました。大きく引きのばされた遺影のTさんは、威厳さえ感じさせる立派な面持ちをしていて、訪れるかたがたから、

「ほんとうにいいお顔ですね」

と賛辞を贈られつづけています。

Tさん。享年八六。ぼくたちによいみとりをさせてくれてありがとう。安らかにおすごしください。

きぼうのいえの愛すべきお茶目な苦労人

Sさんの病名は後天性免疫不全症候群（ＡＩＤＳ）でした。ヒト免疫不全ウイルス（Ｈ

IV）が引き起こす病気で、かつては死の病ともいわれましたが、医学の進歩でよい薬がいくつも開発され、いまでは慢性疾患といってもいいほどになりました。

Sさんが入居してきたとき、ぼくたちは仰天しました。あまりにも所持品が多かったからです。かれは手品のような手ぎわで、たくみに荷物をぜんぶ部屋につっこむことに成功しましたが、それでも一度スタッフで部屋の大掃除に入ったときなど、どうしたらこんなにたくさんのものがおさまるのか、みんなふしぎでたまりませんでした。

それだけではありません。Sさんの職歴も部屋にあふれる荷物のように記録的で、五〇から六〇の職を転々としているのです。浅草のおでん屋、街のサンドイッチマン、看板持ち、ラーメン屋、たこ焼き屋、水商売の客引き、床屋……。

もともと山陰の生まれらしいのですが、幼くして上京し、以来、浅草や上野近辺を根城にしながら育ったといいます。子どものころは、タバコの吸い殻、それも洋モクを狙って拾い集め、「聖書」の頁をびりりと破いてタバコの葉を巻きなおして、シケモクづくり。青年期にはスリの見習いや、かっぱらい、すいとんの食い逃げなど、生きるためならなんでもしたというのです。それで刑務所にぶちこまれ、出所後は、捕鯨船の調理人として腕を磨き、港々に愛人を何人もかこっていたといいます。

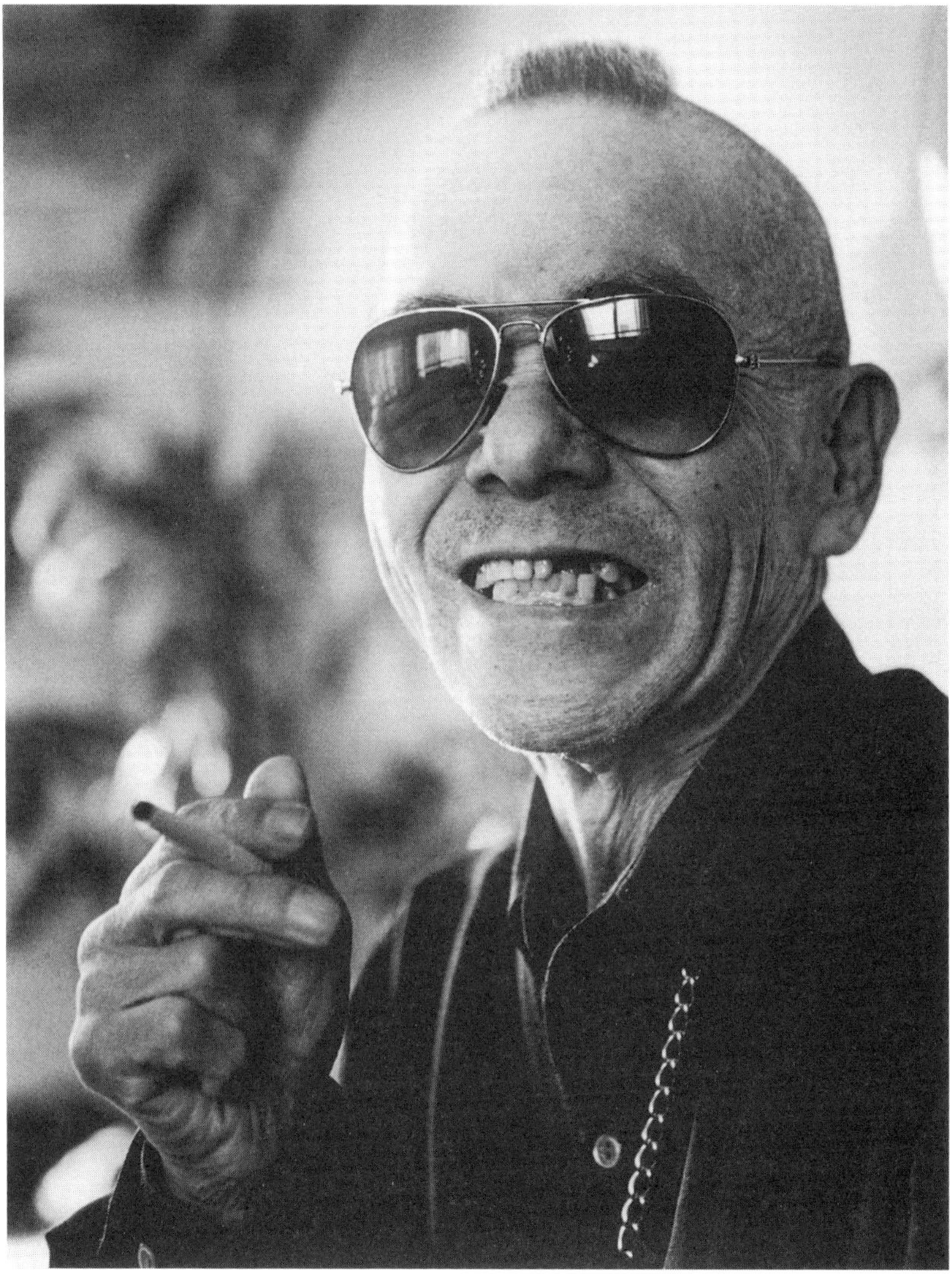

刑務所のお世話になったときのエピソードも傑作で、もちまえの器用さを活かして刑務所の床屋をしていたといい、世間をアッといわせた名だたる犯罪者の髪を切ったのがご自慢で、金嬉老（連続ライフル魔）の頭をチョキチョキしたといったかと思えば、大久保清（連続婦女誘拐殺人事件の犯人）の頭を刈ったともいい、横井英樹（ホテルニュージャパン元社長）の理髪もしたというのが誇りでした。ついでに横井庄一さん（ルバング島で発見された元日本兵）の頭も刈ったというので、さすがに、

「横井さんは犯罪者じゃないし、刑務所にも入ってないよ！」

とツッコミを入れられると、Sさんは目を泳がせながら、

「いや、横井さんが刑務所に慰問に来たときに刈ってあげたんだ」

なんていってのける。いったいどこまで信じていいのか、さっぱりわからないのです。

そんなSさんに、きぼうのいえの暮らしはしっくり来たらしく、取材のテレビにも進んで登場して、

「いやあ、必要なのはことばのケアね、一分でも五分でも、入居者と話をすること、これが大事だと思いますよ」

なんて語っていたものでした。

数年前のクリスマス礼拝のときは、礼拝式のまっただなかで、突然、

「これを使ってください」

と、ボージョレー・ヌーボーのボトルをふところからとりだしました。聖餐式でボージョレー・ヌーボーを使ったのは、全国広しといえども、きぼうのいえだけではないでしょうか。

「イエスさまは飼い葉桶でお生まれになりましたが、みなさんはそんなことはありませんよね？」

と牧師がいえば、

「わたしは浅草の犬小屋で育ちました」

と即答し、牧師がさらに、

「イエスさまは罪を犯さないにもかかわらず、十字架にかかってくださいました。みなさんはどうですか？」

と問うと、

「勘定できないくらいの悪さをしました」

といいかえす。おまけに、

「皇族のかたたちは目白の学習院でお育ちになりましたが、わたしは目黒の少年院で育ちました」

といって、ぼくたちを笑わせてくれたのです。

そんなSさんは、仏教もキリスト教も大好きで、ぼくの話にしょっちゅう登場してもらっている浄土宗の僧侶・Yさんに無料で戒名をつけてもらって、位牌に「S家先祖代々の御霊位」と墨で書いてもらって誇らしげにする一方で、

「十字架を首からさげたい」

と所望するのです。それで、四谷のキリスト教グッズの店で、首かけ用の十字架を買ってきてあげると、

「こんなの小さくてダメ!」

という。スタッフが代わりに大きな十字架を買おうとしたら、お店のシスターが呆れるように、

「それは壁掛け用ですよ」

といったものですが、ご本人はその十字架に大満足。ところがしばらくすると、別のスタッフに、

「ペンチをもってきてくれ」

なんていいはじめました。

「なんでペンチが必要なの？」

と、ぼくがたずねると、

「買ってきてもらったときは、イエスさまの首と足はまっすぐだったのに、いまは、首はうなだれているし、脚もまがっている。だからまっすぐになおしてあげるんだ！」

ぼくたちはイエスの磔刑のすがたをよく知っていますから、

「いや、Sさん、それは最初っからそうなんだってば！」

と教えてあげるのですが、本人は、

「そんなことはない！　最初はまっすぐだった！」

といって、頑として譲ろうとしません。きぼうのいえにボランティアに来ている神父さまやシスターたちと一緒に、腹の皮がよじれるくらいに大笑いしたものでした。

そんなふうにSさんは、どこまでが本気で、どこまでがふざけているのかわからないところがありました。

ある日、総理夫人がきぼうのいえに慰問に来て、Sさんの苦労話に感きわまって、

「Sさん、長生きしてくださいー！」

というと、

「女性に抱かれたのは何年ぶりかなあ」

と口走って、周囲を凍らせたものでした。

その一方で、ぼくたちが入居者のお世話で愚痴ったりすると、

「そんなことをいってはいけませんよ、いま一番つらいのは、余命を宣告された本人なんですから……」

と穏やかな口調で諭してくれる別の一面ももっていました。

Sさんは、みんなの世話をすることに生きがいを感じていたようなふしもありました。「警備担当フロア長」（非公式）の役職に就いて、毎晩ヘルメットに懐中電灯で武装（？）して、きぼうのいえの館内を見まわってくれました。

そんなSさんも免疫不全のからだを細菌にむしばまれて、都内の病院に入院せざるをえなくなりました。昏睡状態がつづくなか、毎日きぼうのいえのスタッフのだれかがお見舞いに行きました。最後は「おれ、もうダメ！」といいながらも、しだいに鎮静剤がよく効いてきて、初夏の日の夜七時五分、ほんとうに安らかに旅立っていきました。遺影は、ア

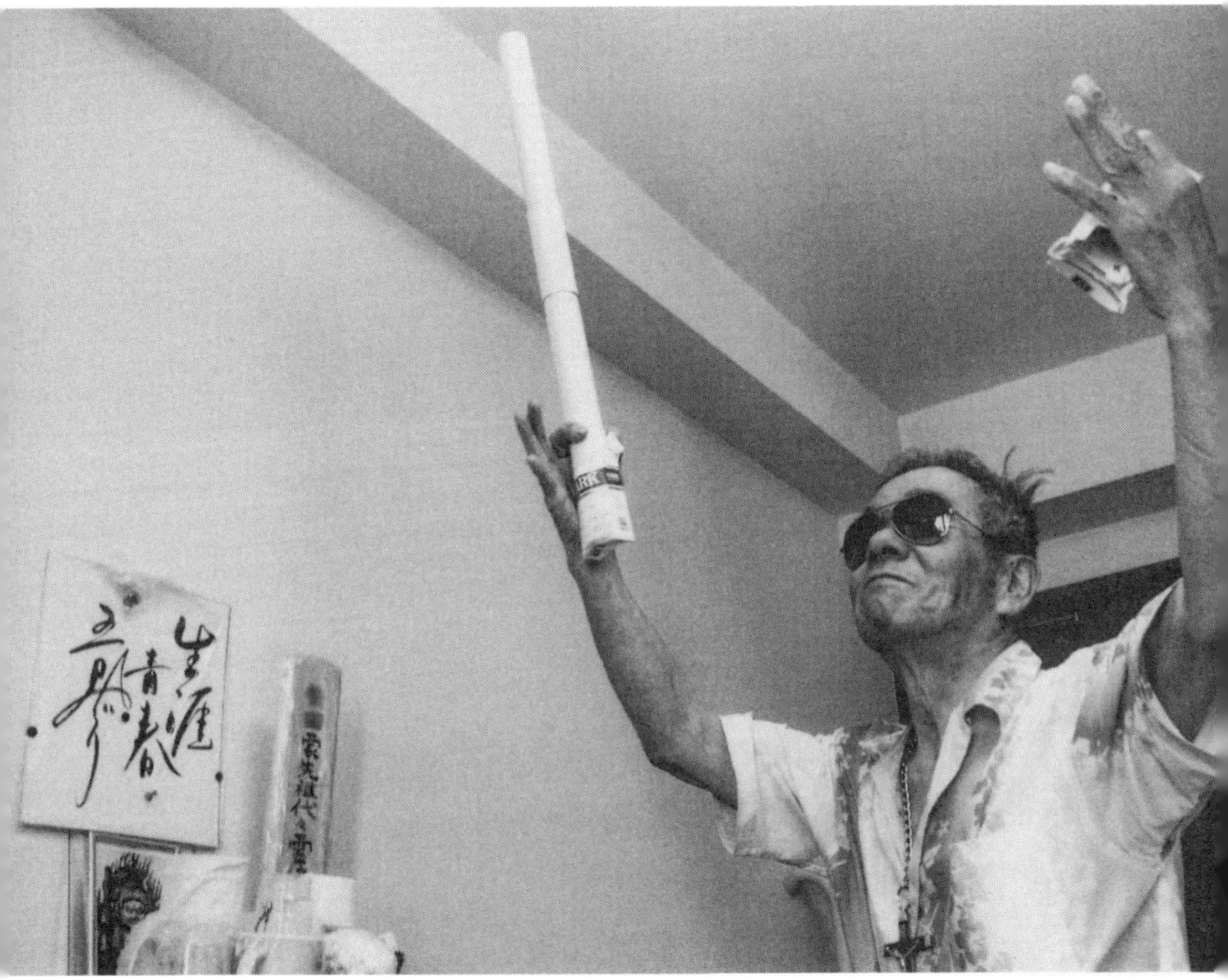

「きぼうのいえ」の警備担当フロア長（非公式）

ロハシャツに黒いサングラスでほほえむ、いかにもお茶目なSさんらしい写真で、いまでもぼくたちを見まもってくれているような気がします。

ちなみにSさんは、昭和四四年に放映されたNHKの長寿番組「新日本紀行」の浅草編に登場していて、浅草演芸ホールでのかけあい口上にその記録が残されています。往年の天才・奇才ぶりはむかしからあったようで、そのようすがVTRに記録されて、歴史に残ることになったのは奇跡のようなことでした。

Sさん（享年八〇）、本当にお疲れさま！ 天国でもお元気で！

山谷の七三一部隊の生き残り

きぼうのいえの入居者のなかには、先の大戦中、東南アジアを転戦していたひとも中国で戦っていたひともいます。当時九十代のIさんは、七三一部隊にいたということでした。

ご存じのかたも多いでしょうが、七三一部隊は第二次世界大戦中、中国大陸で細菌戦の研究をしていた部隊で、Iさんは招集後その部隊の所属となって、好むと好まざるとにかかわらず、人体実験に従事させられていたといいます。日本の敗戦後、七三一部隊にいたひとはほとんど死刑になったのですが、Iさんはどうにか生き残ることができ、しかし復員しても職がなくて、いわゆる「やくざ」になって、違法行為によって生活の糧を得てきたというのでした。

入居の面談では、まずIさんの病状についての説明がありました。重篤の尿路感染症と診断されていて、ふだん少々のことでは驚かないいきぼうのいえのスタッフも怖れを感じて、「施設長、さすがにケアでむきあう自信がありません。できれば入居を断ってください」というくらいでした。

「Iさん、八年も刑務所に入っていたってことですが、いったいなにをしたのですか？」

と、ぼくがたずねると、

「これですねん」

といって拳銃を撃つ格好をします。

「え、だれかを撃ったってこと？」

「いや、拳銃八〇〇丁を密輸しようとしてしくじりましてな」

なんだ、懲役八年というからひとを殺したのかと思っていたけれど、そうじゃなかったんだ、と一同が胸を撫でおろしたしだいです。

直近の八年を含めて、Iさんは戦後通算二〇余年を刑務所ですごしてきました。しかし七三一部隊にいたころのできごとは秘密にすることが求められていたらしく、Iさんはなんにも口外できぬまま、戦後六〇年あまりものあいだ、はげしい罪の意識にいつもひとり苦しんでいたらしいのです。

しばらくしてIさんは認知症を発症しました。それと同時に、Iさんはよく泣くようになりました。

「自分のようなひとでなしが生き残って申しわけない。戦争で立派な青年たちがいのちを散らしていった。死ぬんだったらワシのようなヤクザものが死ねばよかったんじゃ……」

Iさんの人生に対する慚愧の念は、日がたつにつれ、どんどん強くなっていきました。そしてとうとう、きぼうのいえに来てはじめてチャプレン（施設付き牧師）に、耐えきれない罪の意識をえんえんと告白し、さらに、ちょうどきぼうのいえに取材に来ていた新聞記者にも、じぶんの犯してきた罪の苦しみを吐露したのでした。

やがて節分がめぐってきて、スタッフが、

「Iさん、節分の短冊になんて書こうか？」

とたずねると、Iさんはしばらく考えてこういいました。

「真っ黒だった人生を真っ白にしたい、と書いてくださいませんか」

ぼくはこのことばに胸をつかれました。Iさんの人生との和解への切望にこころ打たれたのでした。ぼくの胸に旧約聖書の一節が浮かびあがりました。


ヒソプの枝で私の罪を払ってください　わたしが清くなるように。わたしを洗ってください　雪よりも白くなるように。（詩編51・9）

Iさんの人生に聖書を読んだらしい形跡はまったくありません。しかしIさんは、恥も外聞も捨てて、神に救いを求めたかのようでした。きぼうのいえに聖霊の風が吹いて、入居者にはたらきかけているのではないかと思いました。

もともと重い病気をもっていたIさんが、チャプレンと記者さんに、長年胸につかえていたものを一気に吐きだすように告白して、しばらくたって、とうとう死のときが訪れました。

ずっと立ち会ってくださった新聞記者のかたにむかって、Ｉさんはふとなにかいいたげに、

「あり……、あり……、あり……」

と声をあげました。記者さんが枕もとにひざまずいて、

「なにですか？」

と問うと、Ｉさんは声をふりしぼって、

「ありがとう、ありがとう」

といい、安心しきったようすで、

「よかった……」

といい残して、神のみもとに召されたのでした。

まるでドラマの一場面のようですが、まさに「事実は小説より奇なり」というほかなく、Ｉさんの魂はいま神のかぎりない愛に赦されて、慈しみのうちにあることを、このときぼくは信じざるをえなかったのです。

銀座の創作料理人の旅立ち

Nさんはかつて銀座の創作料理屋の料理人でした。入居した当初はぼくたちのケアに否定的で、ことばも乱暴で、まったくこころをひらこうとしませんでした。しかしかれは、あることをきっかけに変わりました。

Nさんには別れた奥さんと子どもがいて、無事に暮らしているかどうかを、たいへん気にしていました。一般に、きぼうのいえのような「宿泊所」のような施設では、妻子を探したり会ったりするためにお金を柔軟に使うことは許されません。けれど、きぼうのいえでは、そういうときのためのお金を会計に計上しているのです。

Nさんはきぼうのいえのソーシャルワーカーとふたりで奥さんと子どものゆくえを探しに行きました。その後のいきさつを語ることはできませんが、とにかくNさんは、別れた奥さんと子どもさんが無事に暮らしていることを知ることができたのです。

この一件で、Nさんは変わりました。あまりにも変わったので、

「どうして、そんなに変わったの？」

とたずねたことがありますが、Nさんは、

「いや、いろいろお世話になったから」

というばかりでした。

そのつぎにかれがいいだしたことは、

「わたしの料理人としての腕前をみなさんにご披露したい」

ということでした。

正式にはなんと呼ぶのかわからないけれども、Nさんは日本料理の作法にしたがって、うんうん唸りながら立派なお品書きを書きました。この献立の料理を一週間に一回、一品ずつつくってくれるというのでした。ぼくたちは一回あたりひとり五〇〇円ずつカンパし、Nさんはそれを握り締めて、バスと地下鉄を乗りついで、築地の場外市場（当時）に出かけて、食材を仕入れてくるのでした。

歳月は流れ、Nさんにも最期のときがやってきました。救急車が呼ばれました。

ふつうならぼくたちは「ナチュラルに」を合いことばに、きぼうのいえでみとるのですが、Nさんは肺がんでしたので、呼吸困難でひどく苦しんで亡くなることになるかもしれ

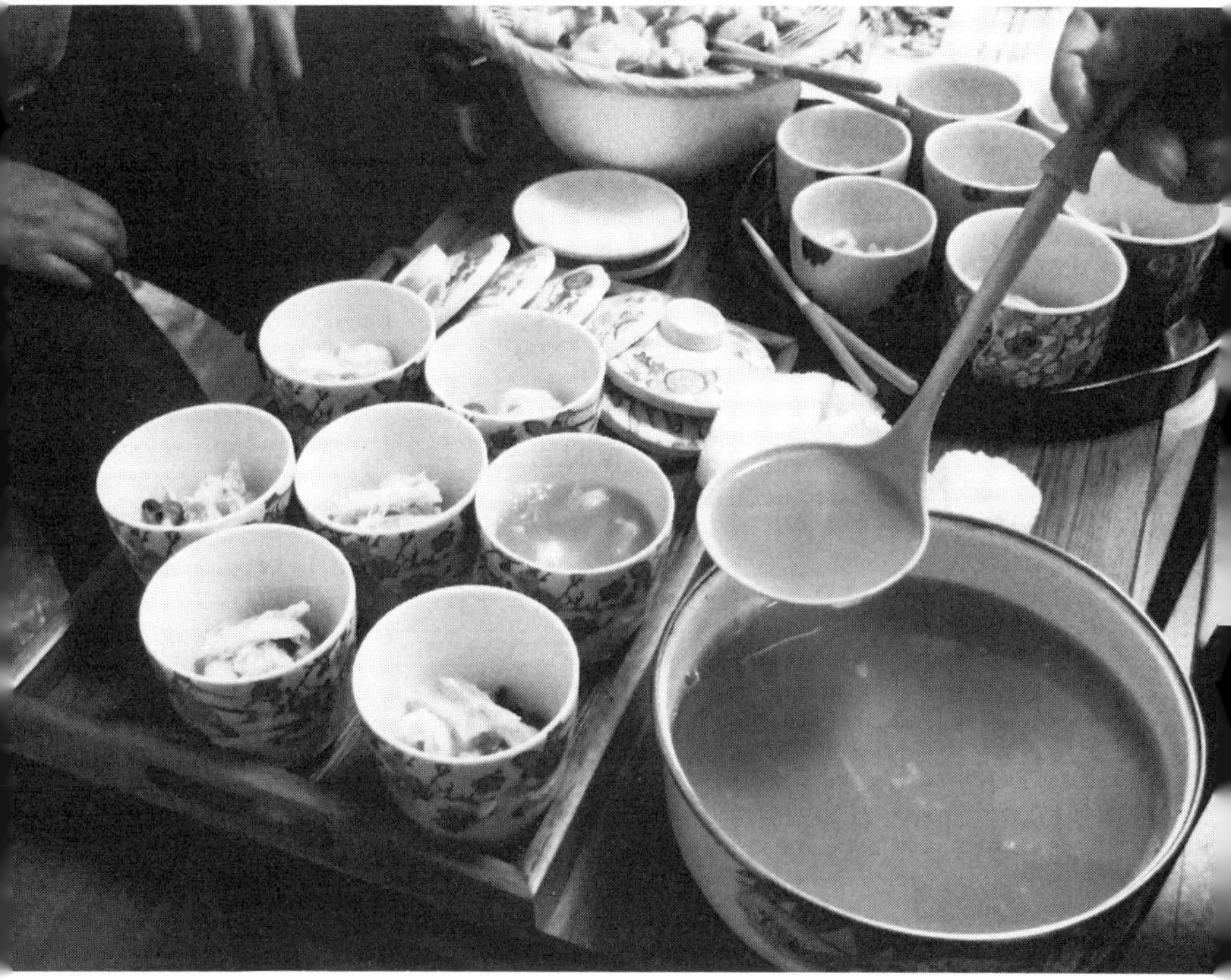

創作料理をつくる

ないという懸念があって、救急車を呼ぶことになったのです。

いざ救急車が発車しようという寸前、きぼうのいえのスタッフがいいました。

「施設長（ぼくのこと）、あのことをNさんに伝えておかねばなりません」

「なに？」

ぼくは最初気がつきませんでしたが、Nさんの場合病院に行けば、気管切開とかさまざまな処置がされて、もしかしたら話すこともできなくなったまま、病院から出られず、きぼうのいえにも帰ってこられなくなってしまう可能性があったのです。そのまま病院で死ぬことになるかもしれないけれど、それでもいいんだね、とNさんに確認しなくてはならなかったのです。

「ああ、そうか」

ぼくは走りだそうとする救急車をとめて、Nさんにそのことを告げました。Nさんは人口呼吸器をつけたまま、あわてたように早口でいいました。

「帰ります、帰ります、きぼうのいえへ」

救急隊のひとはみんな口をそろえて、

「いや、絶対に病院に行ったほうがいい！」

しかしNさんは救急隊員の忠告なんか耳に入っていないふうで、ただひたすら、

「帰ってくれ！　帰ってくれ！」

とくりかえします。

根負けして、やむなく救急車はNさんを下ろし、むなしく帰っていきました。

一方Nさんは自室へ戻っていく途中で失禁し、同時に血圧がストンと落ちて、意識消失という状態になってしまいました。スタッフがホスピス医へ緊急連絡を入れると、

「麻薬を使ったセデーション（鎮静）を実施するように」

との指示が出て、スタッフが懸命に看護するなかで、Nさんの容態は少しずつ安定にむかっていきました。

それから二〇時間あまりたったころ、二十数年前に別れた奥さんや息子さんが車で駆けつけてくれました。このときはNさんも意識をとり戻していて、長く会えなかった家族との和解ができました。このことでNさんは非常に安心したと思います。

それからしばらくして、訪問看護師がNさんのそばでふと、

「もう天国へ行きたくなったら、行ってもいいんだよ」

とつぶやいたとき、訪問看護師のこころのなかに、

「わかりました。そうやってぼくは逝くよ」

と、声ではない声、音ではないことばが飛びこんできました。たいへんふしぎなことですが、看護師のかたが体験したことですから、そのまま記しておきたいと思います。そして明けがた、鳥がさえずるなかで、Nさんはこの世から旅立っていったのでした。

Nさんが病院への搬送を断ったこと、それが正解だったのかどうかは、ぼくにはわかりません。しかしNさんが強硬に主張したのは、かれの覚悟の現れです。人生を賭けた覚悟といいますか、じぶんの死に場所をどこに決めるかということ、いわば自己決定の覚悟をぼくたちに示してくれたのだと思います。ぼくはひとたび生を受けた者が、その幕引きをどこでするかを自分自身で決めることは、これ以上ない価値をもつものだと思っていますから、その決定を最大限尊重すべきだと考えているのです。

積極的な死の受容

この一六年間、二六〇人のかたをみとるなかで、死を目前にしたひとたちが、いろんなかたちで「死」とむきあうようすに出会いました。

「こんな病気になっちゃって、オレが生きていることにどんな意味があるんだ?」

そんなことをいう入居者もいました。そんなとき、

「苦しいですか? それじゃあ一緒に考えましょう?」

と、ぼくはいうでしょう。苦しみに対する共感や理解、そして同意を示すことで、少しでも安心してもらえるのではないかと思うからです。あるいは少し口数を多くして、理屈っぽく、

「あのね、職務を遂行することによって、いのちを失うかもしれない仕事ってあるでしょう。たとえば軍人や自衛官、警察や消防のひとがそうだけど、あなたがいまむかいあっている『病気』も、ひとつしくじったらいのちをもっていかれかねない、たいへんな代物です。そんな仕事とあなたは二四時間むかいあっているんです。そんなドエライ仕事とむかいあっているなんて、ほんとうに大したものだなあって思いますよ。それに病気と健気にむきあっている姿勢をまわりのひとたちに見せることが、まわりのひとに勇気をプレゼントしていることになるんじゃないでしょうか?」

そんなふうに答えるかもしれません。

とはいえ、実は、きぼうのいえには、大げさに苦しみを表明するひとは案外いないのです。もちろん苦しみを表明しないからといって、苦しみがないということではありません。在室しているのはわかっているのに、部屋の銘板に「外出中」と表示しているひともいます。そんな部屋の前を通るたびに、

「ああ、いまこの部屋の××さんは病気のことで苦しんでいるのだろうな」

と想像して、ただ祈ることしかできません。

そんなきぼうのいえの入居者のことを考えるたびに、なにかの本で読んだ「農民は死を恐れない」ということばを思いだします。

これは「農民は大自然の前には無力である」という事実から派生したことばのようで、農民はいくら土を耕し、肥料をやり、懸命になって農作物を育てても、天変地異、たとえば台風や大嵐、積雪や雹などに見舞われたらどうしようもありません。ただ自然のなりゆきにまかせるしかないのです。ぼくはおなじような感覚が、山谷のおじさんたちにもあてはまるのではないかと思うのです。

山谷のおじさんたちはみんな、「自然」ではありませんが、「人生」という大海原で、厳しい試練や不運に襲われ、なすすべもなく翻弄された経験をもっています。じぶんではど

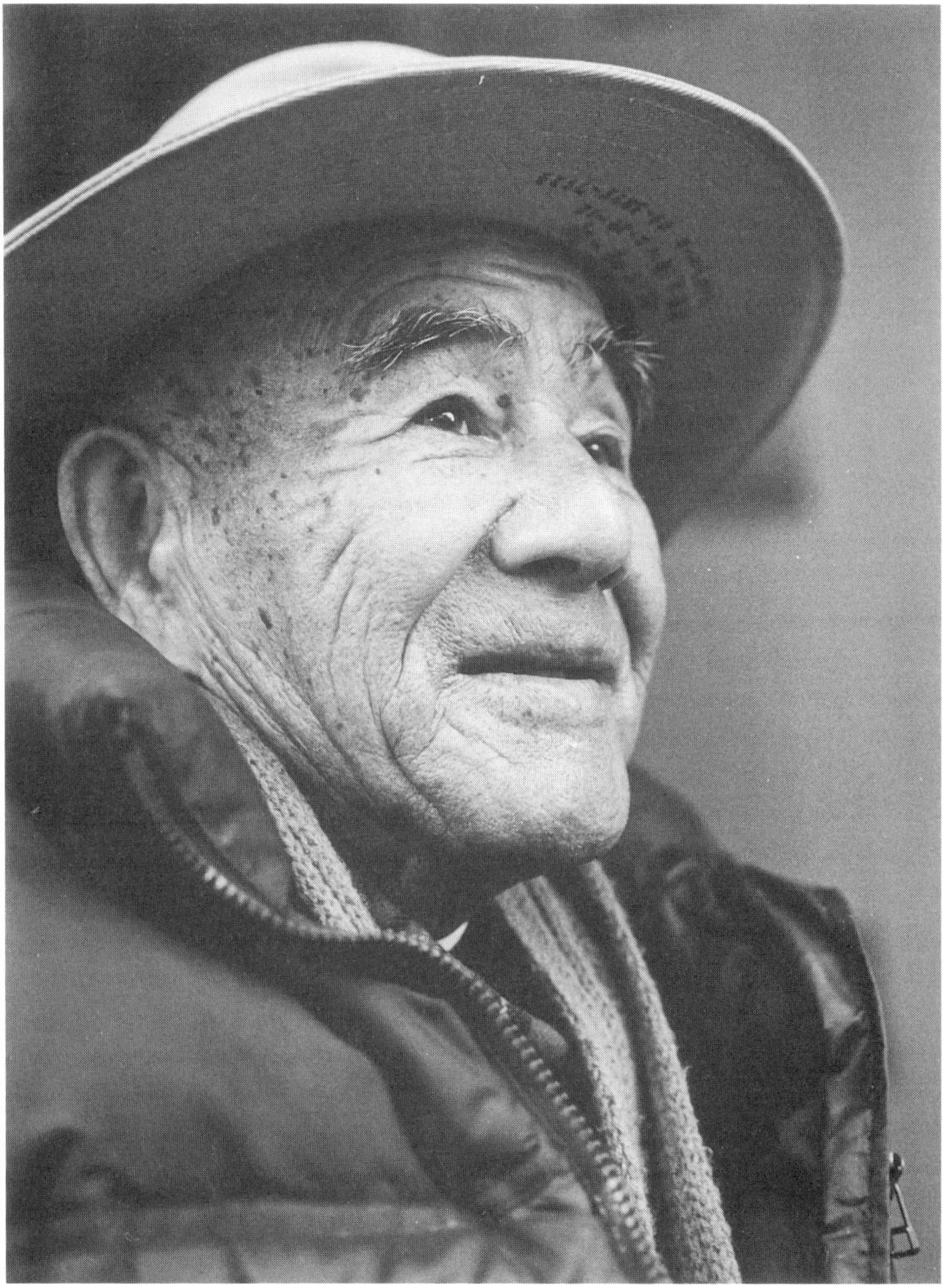

うにもならない大きなちからにずっとさらされてきたのです。そんな人生のあるときに「死」が迫ってきたとしても、それもきびしい人生のひとつのエピソードだととらえられるので、あまり動揺しないのではないでしょうか。そう思うようになって、かれらの淡々とした「死」の受容に、ぼくは妙な納得をおぼえたのでした。

反対に、「病気」になってひどく動揺するのは、会社の社長とか立派な学者といったひとが多いということを、知りあいの医師からきいたことがあります。その医師とぼくの意見が一致したことなのですが、つまりそれまでじぶんの人生を「コントロール」できてきたひとは、「自然」が運んでくるものを素直に受け入れることができないのです。

そういったひとのなかには、医師から、

「予後不良の病です」

と病状説明を受けたときに、

「そんなはずはない！」

と、ムキになって反論する患者が結構いるそうで、医師いわく、

「そういうひとは、それまでの人生を思うがままに生きてきた。どんな艱難も努力によって乗りこえてきた。だからなにか方策があるはずだと思うんだね。誤診ではないか、別

の高度医療機関に行けば治るのではないか、と『じたばた』するわけさ」最後まで死と戦い、あらがう。それが悪いわけではけっしてありません。ただ、きぼうのいえの住人の死の受容のプロセスを見ていると、死を淡々として受容するというのもありではないか。そう思うようになってきたのです。

また、ぼくの経験からいうと、「無償の愛」を経験をしたひとも、「生」に対する執着なしに旅立っていけるように思います。農民の「死」の受容は、いってみれば「諦観」であり、ネガティブな意味あいもなくはありませんが、「無償の愛の経験」は「納得」に由来する死の受容なので、もっとまえむきなものだと思うのです。

以前きぼうのいえに、Nさんという八五歳のご婦人が入居していました。コントロールのむずかしい糖尿病で、低血糖に陥って死線をさまようことがなんどもありました。

ある日、当直の看護師さんが部屋を巡回していて、自室の床に倒れているNさんを発見したときには、すでに呼吸がとまりかけて、意識不明の状態でした。看護師さんは、とっさに机のうえにあったお饅頭をふたつに割って、なかの粒餡をNさんの口につっこんで、かきまわしました。低血糖状態のひとへの応急処置です。五分たっても意識が戻らなければ、脳死状態になってしまうかもしれません。

「Nさーん！　Nさーん！」

と大声で呼びかけながら、血糖値をあげるために口のなかを粒餡で攪拌しつづけたところ、三分ほどたってNさんはなんとか意識をとり戻しました。

そのときNさんはこういったのです。

「わたしは三途の川を途中まで渡っていたんだ。でもね、あんたがわたしを呼んでいるのがきこえたから戻ってきたよ。それでね、わたしはそこでわかったんだ。どれほどこのひとやあんたがわたしのことを愛してくれているか、どれほどわたしのことを大切に思ってくれているかがね……。だからわたしは決めたよ！　それほど大切に思ってくれてることがわかったからには、もうわたしはいつ死んでもいい。そう思うんだよ」

この日以来、Nさんの口癖は、「もういつ死んでもいい！」になったのです。

ぼくは、テレビドラマでよく見るつぎのような場面を思い浮かべました。年老いてこれから天に召されようとしている老人のまわりに、親族一同が集まっています。ご老人はあたまをわずかに動かして、確認するように、みんなのすがたをひとりひとり眺めながらいうのです。

「若いころはオヤジと事業をはじめて、いろいろ苦労もしたもんだ。たいへんな目にも遭った。どうなることかと思ったこともあった。だが、おまえたちが生まれて、みんな大きくなって、孫までできた。おれはここまで歳を重ねて、見るだけのものは見たんだから、もういつ死んでもいい……」

いかにもステレオタイプな情景だと思われるかもしれませんが、Nさんはまさに、それとおなじようなことをいうのです。

この一件でぼくもひとつわかったような気がしました。じぶんが「無償の愛」で受けとめられていることを知ったからこそNさんは、この世への執着を手放すことも、死を積極的に受け入れることもできるようになったのだ、と。

Nさんをはじめ、さまざまなひとをみとっていくなかで、ぼくたちは多くのことを学んでいます。その経験を生かして、きぼうのいえでは「死」をひたすらにこばむのでもなく、「諦観」をもって受け身になるのでもなく、ポジティブなものとして受容できるような風土づくりをしていこうと思うのです。これがぼくたちの「コペルニクス的転回」なのです。

天使のまねをしようとするものは、悪魔のまねをするにいたる

ぼくたちには反省もたくさんあります。とりわけ最初のみとりでは、深く肝に銘じておかねばならない体験をさせていただきました。

このときみとったＫさんは、昭和九年、京都の生まれで、晩年になって日雇い労働に従事しはじめたということ以外、どういう人生を送られたのか、まったくわかりませんでした。入居したときにはすでに末期の肝臓がんで、旅立ちが近いことは、だれの目にも明らかでした。Ｋさんが昏睡状態に陥ったとき、ぼくたちはＫさんの最期の瞬間を見とどけようと必死になりました。片時も目を離さぬよう、専属スタッフやボランティアのひとたちと三つのチームをつくり、三交代制をとって、不眠不休の態勢で臨みました。

一日がすぎ、二日がすぎていきました。

三日目をすぎたころから、ぼくたちはだんだん、なんともいえぬ疲労感をおぼえるようになりました。最初はまるで天使のように、

「身寄りもなく、天涯孤独で生きてきたKさんの生涯をしっかりみとってあげたい」
と思っていたのに、時間がたつにつれ、
「まだかな？　まだかな？」
と思うようになっていました。そしてKさんの呼吸が徐々に弱まり、とぎれとぎれにな
ってくると、呼吸がとまるたびに、
「いまだ！　死んでください！」
とさえ思うようになっていたのでした。じぶんがそう思っていることに気づいたとき、
ぼくは慄然としました。以前読んだ『愛の深層真理』（イグナス・レップ著、川島書店、一
九七一年）に書いてあったあることばを思いだしました。「天使のまねをしようとするも
のは、悪魔のまねをするにいたる」というパスカルのことばです。
ぼくたちは「天使」のような心境でみとりの仕事をはじめたはずなのに、いつのまにか
そのひとの死を望む悪魔のような心境になっていたのです。
人間はみずからの不完全さを十分にわきまえていなければ、どんなに清らかな動機では
じめたおこないであっても、悪魔のようになりかねないのです。このときぼくは、じぶん
のこころの奥にひそむ魔のすがたをありありと見ることができました。実に貴重な体験を

させていただいたと感謝しています。

Kさんの召天

きぼうのいえは二〇一七年の一〇月一日に開設一六年を迎えました。

その年月にはいろんな困難があり、障害があり、よろこびがあり、笑いのあった一六年ですが、入居者のかたからいろいろ学んで、ぼくたちが確実に成長してきたことはまちがいありません。

六〇代後半のKさんは雑工として、山谷のなんでも屋のひとりとしてはたらいていました。入居したばかりのころは、ことばづかいも荒くて、なにかと口うるさいところがありましたが、ある日きぼうのいえの礼拝堂に入ったことで激変したのです。

「まわりにだれもいないのに、なにかが肩をポンと叩いたんです」

とKさんはいいました。

「それって、神さまか仏さまが触れたってことですか？」

そうぼくがたずねると、Kさんは関西訛りで答えました。

「それが、その、なんていうんでしょうかな。われわれより高次の意識体がわたしに触れましてな、おまえのいのちは大丈夫や、と。そういうメッセージ、いうか、ことばでないことばで話しかけてきたんですわ」

「それってKさんの病気が治るってこと?」

「いやいや、そういうことではありゃしませんのです。おまえはおそらくこの病気で死ぬであろう、と。でも、おまえのいのちは大丈夫や、と。そんなこといいますねん」

Kさんはたしかに、なにか大きな存在からメッセージをもらったのかもしれない、とぼくは感じました。そして、それからKさんは変わったのです。朝、昼、夕にはきちんと挨拶をします。また驚いたのは、Kさんが知識と教養を求める熱意にあふれだしたことでした。

「いやあ、若いころは時間をもてあまして、酒ばっかり飲んでましたが、いまは読書やDVDを観るのにいそがしくって……。一日が二六時間とか二七時間あってくれりゃあ、と思う毎日ですわ。……ところで、山本さん、立花隆さんに『臨死体験』って本がありますな。あれを貸しちゃあくれませんか」

万事がこんなぐあいです。そして旅立つ前日、Ｋさんはいいました。

「わたしはよろこんで、前にむかって死んでいきます！」

ふつうよろこびと死は正反対のものと思うでしょうが、Ｋさんにとって死はよろこびだったのでしょう。Ｋさんの最期のことばは、

「ああ、死ぬのが楽しみです！」

でした。そういえば、古代の『エジプトの死者の書』にこんなことばがあります。


肉が死によってその眼を閉じるとき、魂の眼は開かれて、明るい光を見る。


ぼくたちはもっと霊的・スピリチュアルな感性を磨く必要があるのかもしれません。

「われわれは霊的経験をする肉体的存在なのではなく、肉体的経験をする霊的存在なのである」というういにしえからのいいつたえを、あらためてこころにきざむときなのかもしれません。

第2部
山谷のひとびと

山谷ではパンツも消える

ぼくが山谷に引っ越してきたころ、きぼうのいえの入居者が、

「山谷はろくでもないところだぜ。ドヤで洗濯しているとパンツまでなくなるんだからな！」

といっているのをきいて耳をうたがったことがあります。いや、女性のパンツだったら下着泥棒もいるだろうけれど、小汚いおっさんの下着を……と思っていたところが、なんとぼくのパンツが、ほかのシャツやらなにやらと一緒に盗まれてしまいました。

きぼうのいえの正面玄関のむかいにコインランドリーがあるのですが、そこで洗濯中に一回こちらへ帰ってきたのがいけなかったのです。もうそろそろ乾燥もすむだろうと、コ

インランドリーに戻ったら、みごとにごっそり持ち去られて、洗濯機のなかは空っぽになっていました。

もちろん、いつでも泥棒がいるわけではありません。コインランドリーの営業時間がとっくに終わっているのを忘れていて、夜もふけてあわててとりに行くと、紙の手さげに下着がぜんぶきれいにたたまれて入っていたこともあります。

とはいえ、ぼくのパンツなんか盗んでどうするのか？

ぼくは過去のある事件を思いだしました。きぼうのいえの食堂で、入居者に使うお皿の数がどんどん減ってきたことがあります。どうしたんだろうと思っていたら、ある朝、山谷名物「どろぼう市」で、それらしき皿を発見したのです。

どうしてこんなところで売られているのか？

「はは〜ん、だれかがこっそりもちだして、売人に売りわたしたんだな」

ぼくの直観がそういっていました。

そういえば、きぼうのいえの貸出自由になっているビデオが、十数巻まとめて消えていたこともあります。とにかく山谷の「どろぼう市」は地元では有名で、毎朝五時から七時くらいまで、こんなものどこから持ってきたの？　と思うようなものが玉姫公園の敷地に出品されている蚤の市です。病人に処方されるはずの薬までが、薬局の袋に入ったまま売られていたりもするのです。

ぼくがこの光景をみてふいに思いだしたのは、主の祈りの一節でした。

我らの日用の糧を今日も与えたまえ

盗みを正当化するつもりなどかけらもありません。ただ、この蚤の市で売買をしているひとはほとんどがホームレスで、それらの品は、しょっちゅう空腹に苦しみ、運が悪ければ餓死してもふしぎではないひとたちが、いのちがけで手に入れてきたものだということも事実です。イエスが「貧しい人は幸いなり」といった世界は、書物としての聖書のなかでなく、現代日本の首都の片隅にあることを、あらためて思い知らされたのです。

おそらくぼくのパンツもどろぼう市で売られて、だれかの空腹を満たすパンに化けているのでしょう。「パンツをパンに変えるなんて、神も粋なはからいをするものだ」、そう思うとおかしくて、口からくぐもった笑いが洩れてしまいました。

山谷のハーモニカおじさん

山谷で一番最初に友だちになったホームレス、それが「ハーモニカおじさん」ことブンちゃんです。若いころ自衛隊で戦車に乗っていたらしいのですが、悪ふざけがすぎて懲戒免職になったくらいのことしか、かれの過去はわかりません。

ぼくがブンちゃんに出会ったのは、もう一三年も前です。ＪＲの南千住駅から山谷にむかうときにわたる高架橋のうえで、片手でハーモニカを吹き、もう片手で灯油の空き缶を叩いて演奏活動をしているのに出くわしたのでした。

何曲かきいて一〇〇円を空き缶に入れたとき、かなでる曲に賛美歌が多いのが気になったので、たずねました。

「おじさん、なんで賛美歌が多いの？」

「いや、にいちゃん、森本先生のところの教会に通ってたらおぼえちゃってさ……」

と、ブンちゃんは答えました。

「おらあ、アーメンじゃないけれど、森本先生にはずいぶん世話になったからなあ」

なんの因果か、このときからブンちゃんとはあちこちで出くわすようになり、どんどん親しくなっていきました。

ブンちゃんの路上パフォーマンスのメイン・ステージは、隅田川の水上バス乗り場です。日曜日はたいていここで演奏しています。

「よお、ブンちゃん！」

ぼくが声をかけると、

「ヤマちゃん、『いつくしみ深き』やるか？　『もろびとこぞりて』やるか？　一曲一〇〇円！　一〇〇円だよ！」

そういいながら迫ってきます。ぼくも賛美歌は好きですからお願いすると、ブンチャ、ブンチャと拍子をつけて、ごていねいに三番までかなでてくれます。観客がものめずらしそうにお金を恵んでくれ、ぼくも嬉しくなって、ブンちゃんのまわりにイエスさまや天使たちが集まってきて、楽しそうに耳をかたむけているような気がしてきます。

そんなブンちゃんですが、ある日、血相を変えてきぼうのいえに飛びこんできました。

「おれ、殺されるかもしれない！　ヤマちゃん助けて！」

「どうしたの？」

話をきくと、

「ショバを荒らしたって、ガラの悪いチンピラにつけ狙われてて、もうなんども殴られて、『おまえのいのちはないぞ』と脅されてるんだよ！」

それでその日は、きぼうのいえでご飯と寝床を用意して、夜ふけまでブンちゃんといろいろ話をしました。かれの生まれ育ちをはじめて知って、もっとなかよくなりました。

そんなブンちゃんは最近、糖尿病で失明してしまいました。

「ヤマちゃん、おれが死にそうになったら、きぼうのいえで死に水をとってね。ヤマちゃんしか頼れるひと、いないんだ……」

ぼくはあふれそうになる涙をこらえていいました。

「変なこというんじゃないよ、ブンちゃん。でも、きぼうのいえの予約は入れておくよ、骨も拾わせてもらうからさ」

そんなことがあって、ぼくはまたひとつ山谷に深く身をひたすことになりました。

おじさんは時給五〇円？

みなさんは、ホームレスのおじさんたちが、空き缶やダンボールをつぶしたものを自転車やリヤカーに乗せて運んでいるのを見たことがあるでしょう。では、そうしたゴミ収集の対価はどのくらいかごぞんじですか？

ぼくはあるおじさんに、

「一日はたらいて、いったいいくらもらえるの？」

とたずねたことがあります。その答えは、

「昼間は車道に自動車があふれていて危険だから、はたらくのは夜の九時から明けがたにかけてになるな。金額は一〇時間はたらいて、まあ、五〇〇円というところかなあ」

一〇時間で五〇〇円ということは、時給換算だと五〇円！　最低賃金を引きあげようとかいう話がありますが、そんなものはまったくお話にならない金額にすぎません（ちなみに平成三〇年の最低賃金は、東京都が九五八円、日本で一番安い県で七三七円です）。そんな仕事をずっとつづけていくしか生きるすべがないのですから、目もあてられません。

ぼくの実体験からいうと、現在、生活保護を申請して、とくに問題なく受理されるのは六五歳をすぎてからです。かりに四〇歳で失業してホームレスになったとしますと、二五年間も路上か河川敷で、ブルーテントやダンボールハウスに寝泊りをしながら、一日五〇〇円のお金で生活していかなければならないのです。その苦労が並大抵のものでないことは、すぐにご理解いただけるかと思います。

しかし、そういったホームレスのおじさんたちの話で、「なるほど！」と感心したのは、ホームレスのおじさんたちの性生活です。あまり公にはならないことですが、ホームレスのおじさんたちのお相手をしてくれる女性がいるそうです。そういう女性との一回の逢瀬の相場が五〇〇〇円だというのです。

そういえば、春を売る女性との一回の会計は、むかしから男性の一日の労働対価とひとしいという話をきいたことがあります。とすれば、一日一〇万円の収入があるエグゼクティブは高級コールガール、一日一万円の収入の男性はそれなりのところで、お相手をしてもらうということになるのでしょうか。そしてホームレスのおじさんたちにも、かれらなりの経済圏が存在しているのです。

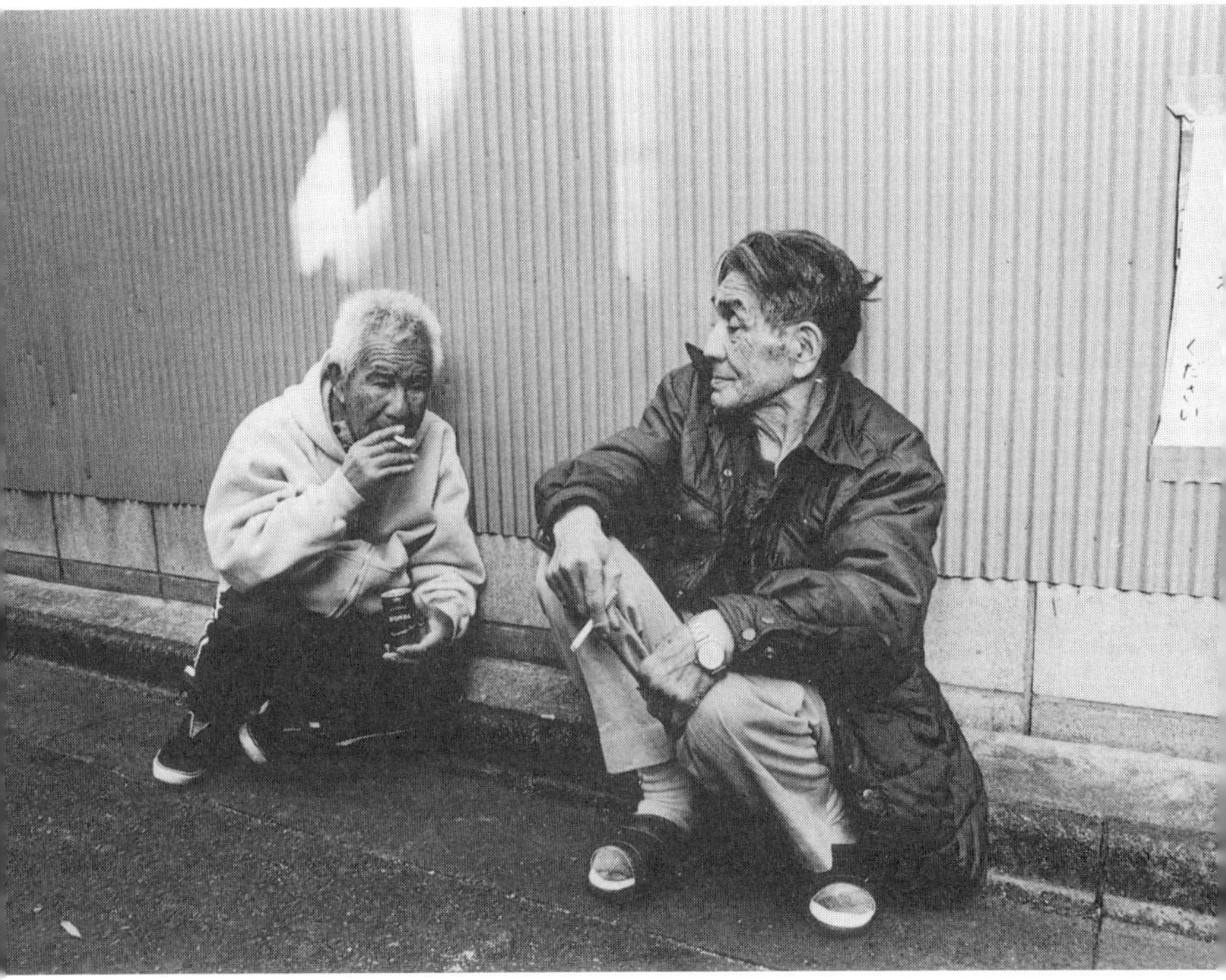

山谷の路上にて

とはいえ、ホームレスのおじさんたちが直面しているきびしい現実に変わりはありません。とりわけ生活保護申請が受理されず、かといって普通の会社では雇ってもらえない中高年のホームレスのひとにどうむきあっていくかは、ぼくにとって大きな課題のままなのです。

山谷の粋な床屋さん

ぼくが山谷に来て最初に気づいたのは、人口に対して床屋さんが非常に多いことでした。朝、仕事につくために集まってくる労務者を車にのせるひとを手配師といいますが、むかしはこの手配師が街路のあちこちに立っていました。かれらにまじって四つ角に立つと、そこかしこに赤と青と白が螺旋になってクルクルまわる床屋さんの目印がいっぱい目につくのです。その数は半端ではありません。ぼくもそんな床屋の常連ですが、理髪師のかたに話をきくと、一般のひとのイメージとはちがって、山谷のおじさんたちがとてもおしゃれだったことがわかります。

このあいだも床屋さんに入るなり、威勢よく声が飛んできました。

「旦那！　これからご出勤ですかい？　どんな髪型にしましょう？」

「旦那？」

そんなふうに呼ばれたのははじめてのことでした。

「簡単でいいです。髪の毛をすいて、そろえるだけでいいんです」

ぼくがそう答えると、チャキチャキの声が、こだまのように返ってきます。

「小一時間はかかります。あっしは職人だから、そのくらいの時間はどうしたってかかるんですぜ」

「あ、はい！」

理髪師さんの勢いに圧倒されて、声が裏返りそうになってしまいました。しかし仕事への念の入れようは、まさに真剣勝負です。

「旦那、むかしっからね、山谷にはおしゃれなやからがたくさんいたんですよ。あたまにつける香料だって、銘柄指定のお客人がいて、みんなビシって決めてましたからね」

ミクロン単位で髪の毛をそろえる手つきで仕事にかかります。手を動かしながら、客をヒマにしないように、山谷のむかし語りをしてくれるのです。

「むかしはねえ、ここから二キロ先の上野の駅まで見えたんですぜ。昭和二〇年の三月一〇日の東京大空襲のときにゃ、ここもぜんぶやられちまって、一面の焼け野原。それからですかねえ、東京都とGHQ（連合国軍最高司令官総司令部）の指示で、このあたりに戦災で焼けだされたひとたちのために、ドヤがテントを張って営業をはじめたのは……。

いやね、焼けだされたひとは、はじめ上野やら浅草の地下街に集まっていたんですが、赤痢やなにやらの伝染病対策ってことで、ドヤがそんなひとたちを泊めるようになったんですよ」

「これまでで、どんなことが一番印象深かったですか？」

「あるとき白人の兵隊さんがお客で来ましてね、あっしがヒゲを剃るんでナイフを首にあてようとすると、すごく警戒して、腰からピストルを抜いて、あっしのこめかみに銃口をむけたんですよ。兵隊さんも、日本が負けたうらみだってんで、あっしに動脈をねらわれちゃたまらんと思ったんでしょうね。ドキドキしながら整髪しましたぜ。引き金をひかれたらその場で一貫の終わりだもんねえ」

この職人さん、このとき齢八〇を超えたくらいだったでしょうか。江戸っ子口調といい、内容といい、まさに昭和時代の生き証人というところです。

ぼくたちはこういうひとたちをもっと大切にしていかなくてはならないと痛感しています。この理髪師さんも、お客であった山谷のおじさんたちも……。

白髪の人の前では起立し、長老を尊び、あなたの神を畏れなさい。わたしは主である。（レビ記19・32）

老人を叱ってはなりません。むしろ、自分の父親として諭しなさい。（テモテへの第一の手紙5・1）

ぼくが法廷に立った日

きぼうのいえが建つ前、そのあたりの約一〇〇坪の土地は銭湯だったそうです。銭湯は時代にとり残されて業績不振に陥り、廃業して経営者は千葉に消え、土地は支払えぬ税金の代わりに国に物納され、しばらく財務省が管理したのちに競売にかけられました。

よせばいいのにこの土地を、地元の不動産屋が地元の信用金庫から借金をして購入し、いくつかの土地に分筆して販売しようとしたのです。

そのうちの約三〇坪は、現在の「なかよしハウス」となって、ぼくがその不動産屋から一括で借りています。また約一二坪は、ぼくの家となって現在も住宅ローンを返済しています。いや、最初からぼくが借りたり買ったりしたのではありません。これらの土地にはすぐに借り手や買い手がついて、それがめぐりめぐって、ぼくが使うことになったのです。

一方、売れ残ったのが、現在きぼうのいえとなっている約四〇坪の土地でした。山谷のなかの中途半端なひろさ。住宅にするにはひろすぎますが、事業をするには狭すぎる。

不動産屋は売れない土地をもてあましつつ、信用金庫への利息を払うのに汲々としていました。そこへ「山谷にホームレスのホスピスをつくりたい」という人間（＝ぼく）があらわれたのですから、見のがすはずもありません。まさに飛んで火に入る夏の虫。

「サラ金から五〇万円借りるのも、銀行から一億円借りるのも一緒ですよ」

いまから考えれば――いまから考えなくても――無謀というかめちゃくちゃというか、不動産屋はそんなせりふを、さも当然のことのように力強くいいはなち、その確信に満ちた口吻に、ぼくはまんまと丸めこまれてしまいました。結局、大借金をしてその土地を買うことになり、きぼうのいえが建ったというわけです。

……まえおきが長くなりましたが、この四〇坪の土地の正面の路上でずっと行われていたのが、いわゆる「ちんちろりん」というトバクです。簡単にいえば丁半トバクで、おじさんたちが一〇〇円単位で賭けをして遊ぶという庶民のささやかな楽しみでした。トバクを仕切っていたのは山谷では有名な、そのすじの組織。その最前線で「ちんちろりん」の胴元をしていたのがKさんです。

Kさんは無愛想ですが、おじさんたちには人気があって顔がひろく、いろんなひとと交流があったといいます。きぼうのいえが建ってからは、正面でバクチをするのは避けて、一〇メートルほど離れた路上に場所を移していました。

Kさんはこの稼業に負い目があったのか、なにかときぼうのいえに「ご奉仕」をしてくれました。玄関を毎朝きれいに掃除してくれたり、冬には雪かきをし、秋には街路樹の落ち葉を掃いたりして、立派にひとりのボランティアといってよいくらいだったのです。

ところが、Kさんはあるときふといなくなり、路上トバクもひらかれなくなりました。「どうしたんだろう」と、ぼくが少し心配になったころ、弁護士から電話があったのです。Kさんは殺人未遂事件の犯人として小菅の東京拘置所に収監されているというのでした。

弁護士の電話の内容は、ぼくに情状証人になってほしいというものでした。つまりKさんはヤクザ、いわゆる暴力団の構成員ではあったけれども、山谷のおじさんたちからとても慕われていましたし、きぼうのいえにも奉仕活動をしていたので、それを法廷で証言してほしいというのです。

実際、Kさんの評判はすこぶるよくて、お腹を減らしているホームレスにはコンビニのお弁当やおにぎりを買ってあげたり、指にトゲの刺さったひとには、そのトゲをていねいに抜いてあげたりしていたといいます。きぼうのいえにもなんどか、「これを使ってください」といって寄付をしたり、お米や果物をもってきてくれました。そんなKさんが殺人未遂なんて、とても信じられない思いでした。

ぼくは情状証人をふたつ返事で引き受けました。

山谷でのKさんの評価は、ただひとつに集約することができると思います。それは「Kさんはヤクザ稼業をするにはやさしすぎる」ということです。「殺人未遂」で訴えられた事件についても状況を教えてもらいましたが、殺意があったとはとうてい思えず、せいぜい傷害罪がいいところではないかと感じました。とてもではありませんが、実刑にはふさわしくない。ぼくも弁護士も共通の見解でした。

いよいよ生まれてはじめて法廷に立つ日が来ました。東京地裁にむかいます。法廷は、ぼくの見るかぎりテレビドラマで見たそのままで、検事も弁護士もドラマの役者のようでした（テレビドラマが実際の法廷を再現しているのだから、当然といえば当然なのですが）。証言台に立ったぼくは、真実を証言することを宣誓して、Kさんとのこれまでのなりゆきを滔々と話したのでした。

ぼくの証言のあとも公判はつづきます。検察官はKさんがどんなに悪党かを強調し、弁護士はKさんには殺意がなかったことを懸命に立証しようとしました。裁判員裁判だったので、法廷内は大勢のひとであふれています。

「いったいどれだけお金やエネルギー——が必要なんだろう？」

ぼくはつい、そんなことを考えてしまいました。きちんと裁判をする日本は、即断即決で公開処刑してしまうような国にくらべればはるかにましだけれども、裁判にはいったいどれだけの費用がかかるのか気になってしまったのでした。

そういえば、受刑者ひとりにかかる費用は年間三〇〇万円だときいたことがあります。

「Kさんには殺意もなかったようだし、刑務所に入れるよりは、執行猶予にして保護観察処分にしたほうが、万事うまくおさまるのでは？」

そんなことを考えました。

しかし、ぼくが証言台に立った日からしばらくして下された判決は、ぼくを茫然自失させるに十分でした。五年六か月の実刑判決だったのです。これはいったいどういうことでしょうか。検察官が強調した「ヤクザ」の「殺人未遂」というステレオタイプのイメージが、裁判員たちの先入観にはたらいて、必要以上の重罰にかたむいてしまったのでしょうか。

この事件のおかげで、ぼくは日本の法制度についていろいろと考えさせられました。実は、ぼくはむかし、裁判官か弁護士になりたいと思っていた時代があるのです。しかしあるとき「ひとを裁く裁判官ではなく、ひとを赦していく宗教者になりたい」と思いなおして路線変更し、山谷のホスピスの施設長になったのです。そしてこの日、この選択は正解だった、とこころから思いました。

残念な判決でしたが、Ｋさんが模範囚となって刑期が短くなり、一日も早く社会復帰をはたすことをぼくは願っています。そのときぼくは、どんなことばをＫさんにかけてあげることができるのでしょうか。

もうひとつの山谷の顔、カフェ・バッハ

みなさんは「山谷」ときいてなにを連想しますか？　貧困の街、ドヤ（簡易旅館）、酔っぱらい、ホームレス、……そんな人間のネガティブな側面を映しだしたイメージが多いのではないでしょうか？　そんななか、砂漠のオアシスのようにひときわかがやく、きわだったお店があります。カフェ・バッハです。

カフェ・バッハのホームページを閲覧していただければわかりますが、外観も内装もとても清楚で上品なつくりです。プロフィールのページに店主の田口護さんのことばが載っています。

1968年に開業しました。

夫婦2人の小さな喫茶店は、

コーヒーの自家焙煎、スイーツとパンの製造も含め、
いま15人のスタッフが働く店になりました。
…………
この40年間、カフェを続けて、バッハにもたらされたもの。
それは「人と人との豊かな関わり」。

私たち夫婦は、バッハという場所で、
山谷の労働者たちと深く関わりながら、
互いに与え与えられる関係を築くことができました。
…………
カフェがもたらす、その素晴らしい価値を、
一人でも多くの人たちに伝えたい。

そう願ったから、夫婦2人の店を、
たくさんのスタッフたちと共に生きる店にできたのだと思います。

バッハで修行を積んだひとたちが、すてきなお店を日本中に一〇〇店以上となんでいるといいます。バッハのコーヒーは、二〇〇〇年の沖縄サミットでクリントン米大統領にも供され、大統領はそのおいしさに感嘆したともいいます。

店内に一歩入ると、山谷の街並みとはがらりとちがった風情に満ちています。スタッフたちのきびきびした接客と、入念に入れられた風味豊かなコーヒー。日本でも指折りのコーヒー店とはこういうものかと深く感じさせられます。

さらにこの店を特別にしているのは、田口さんも触れていましたが、山谷の労働者と一緒に歩んできたことでしょう。コーヒー一杯の値段は、おじさんたちにとってけっして安いとはいえません。それなのに、日雇いのおじさんたちから絶大な支持を得て、バッハのモーニングサービスに舌づつみを打って勢いをつけてから、現場にむかうトラックに乗って「出勤」していったというのですから粋なものです。

そんな逸話をききながら山谷を見なおすとき、肉体労働者とか日雇い人夫ときくとつい思い浮かべてしまう粗野で荒っぽいイメージが、洗練された労働者のすがたとして、別のかがやきをもって迫ってくるのではないでしょうか。

いつまでも山谷でかがやきつづけてほしい、ぼくのイチオシのお店です。

アパートの一室にて

正面に十字架が飾られた、山谷にある小さなアパートの一室で、八人の男たちが聖書を輪読しています。

山谷と犯罪には、歴史的にも「業」と呼んでいいほど密接な関係があります。

江戸時代から、東北地方から江戸を訪れるさいの玄関口として機能し、ひとびとはいっときの停留地としてここでからだをやすめるので、往時から素泊まりの木賃宿が立ち並んでいました。多くは商人であったり出稼ぎの職人であったり、いわば目的をもった旅人でしたが、同時に、わけあって故郷にいられなくなったひと、ふるさとを追われたひと、流れ者の吹きだまりでもありました。

現代の日本でも、山谷はやはり、おなじような機能を果たしているのです。

この日アパートの部屋にいたのは、聖書の勉強会に集まったひとたちですが、そのうち六人が刑務所からの出所者、いわゆる元受刑者でした。生粋の山谷出身者はおらず、「山谷に流れついたひとたち」なのでした。

Tさん（前節のTさんとは別人です）は五〇代半ばの男性で、精神をわずらっているだけではなく、年老いた母親の介護と看病に疲れはて、そのいのちを奪ってしまったのでした。そのとなりの外国人男性は、一〇年前に妻の浮気が発覚したとき、激昂して包丁をふりおろしてしまいました。そのほかも、殺人未遂、傷害罪、公文書偽造、詐欺といったさまざまな罪状で、長い時間、塀の内側に閉じこめられていたひとばかりです。

ただし、かれらはみな神の愛によってみずからのあやまちを悔い、回心してイエスについて行こうと決意していることは共通でした。

「はい、じゃあFさん、つぎの節から読んでください」

この部屋の管理をしている青年のWさんも、大学時代から全国各地を放浪していて、イエスと出会って洗礼を受けた人間です。彼はこれから牧師になる予定ですが、「キリストに出会わなければ、どうなっていたかわからない」と思っていて、この部屋を牧師に代わってあずかっているのでした。

聖書の輪読が終わると、愛餐会《あいさんかい》といって、みんなで食事をともにします。

イエスも旅をしながら弟子たちと一緒に食事の時間をもちました。弟子のなかには、罪びととして忌みきらわれたひとも少なからずいたといいます。かれらはイエスの行いと愛に触れて人生を変えられ、自己中心的な生活から神を中心に置く生活へむかったのです。

Wさんはこの聖書の輪読会をこころから愛しているようです。もちろん小さないざこざはしょっちゅうあって、みんながみんな、なかがいいわけでもありません。ただ、だれひとりとして神から愛されていないひとはいないはずだ、という信念がこの集会を支えています。毎回、聖書のおなじ箇所をみんなで復唱して食事をはじめます。

イエスはこれを聞いて言われた。「医者を必要とするのは、丈夫な人ではなく病人である。わたしが来たのは、正しい人を招くためではなく、罪人を招くためである。」
（マルコによる福音書2・17）

インタールード

死を待つ人の家

インド到着

二〇〇八年、真夏のコルカタ。ぼくたちは「ネータージー・スバース・チャンドラ・ボース国際空港」に降り立ちました。シンガポールでの乗りつぎ時間を除いても、九時間半の長旅です。まだ明けがたの五時だというのに、気温は四〇度を超えていて、気をつけなければ、すぐにも熱中症で倒れてしまいそうです。

「きぼうのいえ」を創設してしばらくたったころ、ぼくたちに思わぬ機会が訪れました。鹿児島で在宅療養支援診療所を開設し、ホスピス医として活躍している堂園晴彦医師が引率するNPO法人「風に立つライオン」の一行に同道して、インドにやってきたのです。ドクター、医学生、看護学生、一般人を含めて総勢一二名。足ばやに歩くみんなに遅れまいとして、ぼくは少し足を速めました。そのあと三時間以上もバスに揺られ、インドの実業家で篤志家のアルジェン・グプタ氏のゲストハウスに到着。ここがぼくたちのインド滞在中の宿泊先です。

その日は体調を整えるための休息日にあてられたので、ぼくと妻は、コルカタの町を散策することにしました。

まさに、ひと、ひと、ひと。街なかにはひとがあふれて、ゆっくりと波打つように動いています。そのなかをさまよう物乞いの子どもと老人。一家まとめてホームレスなのか、街路に寝転んでいる集団もいます。たえず鳴りひびくオートバイの爆音。リキシャや自動車の通りすぎる音。突然あたりをつんざくバスのクラクション。そして、あちこちに居座る牛と野犬。

そういえば、インドに来る前に、絶対犬に噛まれるな、と注意を受けました。野良犬は狂犬病の予防注射なんか受けていないので、うっかり野犬の尻尾でも踏んで噛まれたら、狂犬病になってしまうかもしれません。

国土は日本の九倍、人口は一〇億を超える巨大な国家インド。これほど激しい貧富の差は、日本人の想像を絶しています。こんな混乱のなかでマザー・テレサの「死を待つ人の家」はどんな運営をしているのでしょうか。ボランティアとして参加して、そのやりかたを直接体験することは、「きぼうのいえ」の運営にきっと役立つにちがいないと、ぼくたちは確信していました。

ぼくは妻と連れだって、目についたショッピングモールに入り、民族衣装のサリーを見てまわりました。値段も手ごろだし、品ぞろえも豊富、色もデザインもさまざまなので、日本的な顔だちのひとでも、いろいろと個性的な着こなしができそうです。

それからふたりは街なかで売っているチャイを買って飲んでみました。予想以上に甘くて辟易しましたが、「まあ、いい想い出だね」と笑いながら、さらにしばらく街並みを楽しんでいると、ふたりでコルカタに来た祝いに一杯どうだろう、と思いたちました。

ところが、コルカタでは酒は大っぴらには売っていないのです。どうもシャッターに囲まれた、まるで屋外の、パチンコの両替所のような場所で、こっそり買うのがしきたりのようです。ワインが欲しかったのですが、見つからなかったので、ビールを買ってきて、軽く乾杯するにとどめました。それからグプタ氏の邸宅での夕食に間に合うよう帰宅したしだいです。

夕食は、日本でいうとお米に相当するインドのナンやチャパティを主食として、たっぷりと香辛料のきいた食事を堪能しました。フォークやナイフを使わず、手を使って食事をするのははじめての経験でした。

食事のあと「風に立つライオン」の関係者一二名で、明日からのボランティアに備えて、勉強会を行いました。とはいえ、二時間ほどの時間しかありませんでしたから、コルカタの現状や、マザー・テレサの開設したいくつかの施設について、簡単におさらいしたという程度です。

死を待つ人の家

次の日、ぼくたちはバスを乗りついで、マザー・テレサが創立した修道会「神の愛の宣教者会《ミッショナリーズ・オブ・チャリティ》」の本部がある、通称「マザーハウス」にやってきました。ボランティアをするには許可証が必要なので、シスターにパスポートを提示して、カードを発行してもらうのです。

マザー・テレサがわずか二ルピーの所持金をもって、富裕層むけの学校教育を行っていたロレット修道会を飛びだして創設した「死を待つ人の家」でのボランティアが、いよいよあすからはじまると思うと、なんともいえず気分がたかぶるのを感じました。

その翌日の朝六時、ぼくと妻は「神の愛の宣教者会」本部の聖堂にいました。ミサにあずかるためです。聖堂は質素で椅子もなく、参加者はみな床に座っています。

ぼくはなにげなく、入口近くに鎮座する彩色されたマザー・テレサの等身大の石膏像を見て、はっとしました。見てはいけないものを見た気がしたのです。生前のマザーがこんな石膏像をつくられると知ったら大反対したでしょうし、この瞬間にもマザーは愚にもつかぬこ

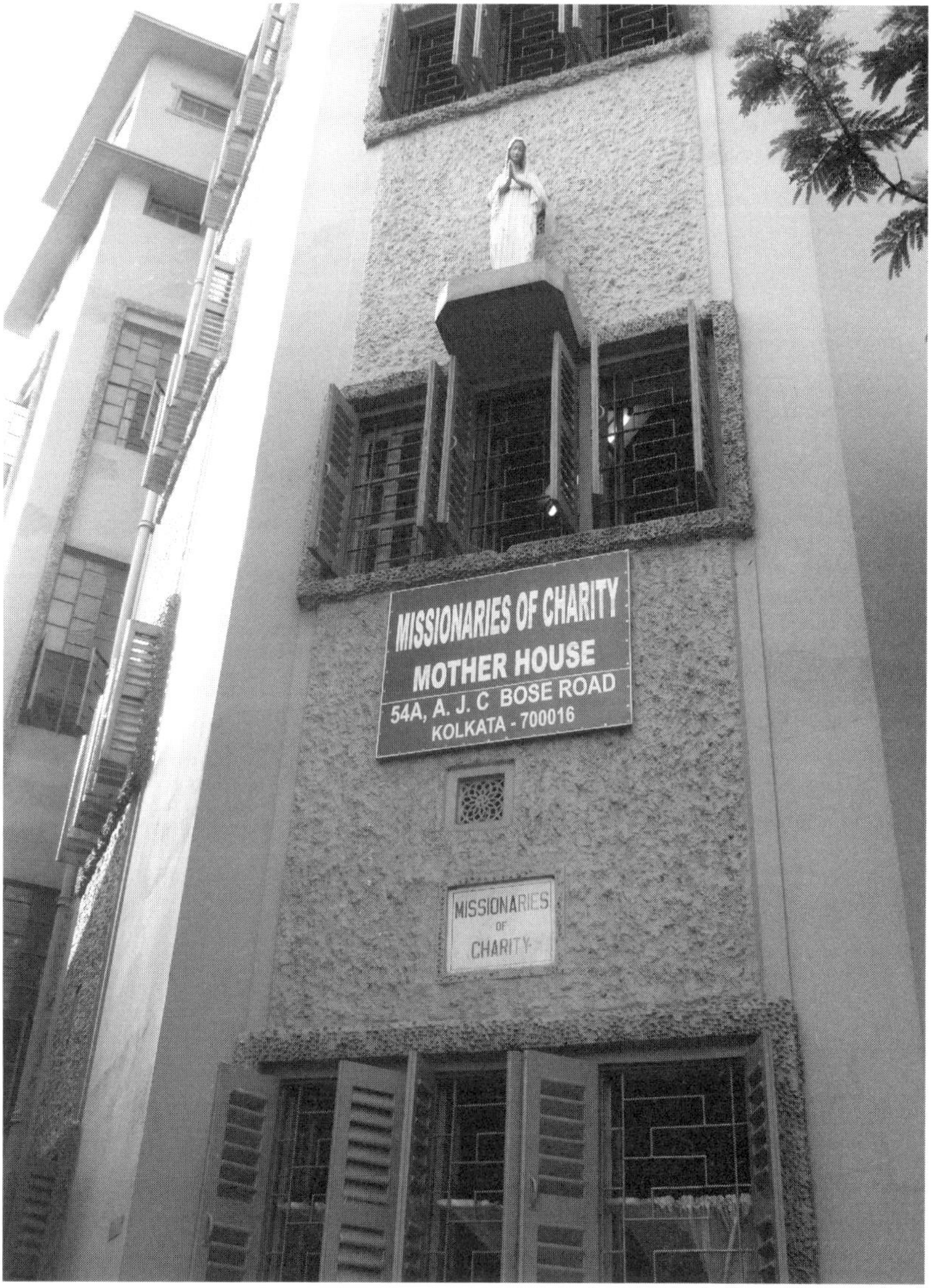

「神の愛の宣教者会」本部・マザーハウス

とをしている修道会に怒っているのではないかと思いました。

しかしそれはぼくの内心の話であって、ミサはとどこおりなく終わり、それからバスと徒歩で約一時間、「死を待つ人の家」に到着したのです。

この施設はヒンドゥー教の廃寺を借りて開設されたもののようで、男女あわせて一〇〇人ほどの入居者が、男女別に、だいたい五〇人ずつのエリアにわかれて、天に召されるときを待っています。この日のボランティアは三〇人ほど、雰囲気はまるで野戦病院で、入院患者はとても質素なベッドに横たわり、その体格はお世辞にもよいとはいえません。

ボランティアに入る前に、シスターたちとボランティアが祈りを捧げるのですが、ぼくにはいったい何語で話しているかもわかりません。しかたなくその場に立ちつくして、祈りが終わるのをじっと待ちました。

一一時には昼食の準備に入ります。食事は金属製の丸いトレーにナンとカレー、そしてデザートの果物が少し。飲みものは、大きな丸いヤカンに入ったチャイが茶碗にそそがれて、各人に配られます。食堂はないので、みんな質素なベッドの上で食事の介助を受けることになります。

ボランティアは不慣れなひとが多く、介助の腕前がうまいとはかぎりません。ぼく自身も正直介助が得意ではありませんが、食事介助に挑戦し、できるかぎりのことはしたつもりで

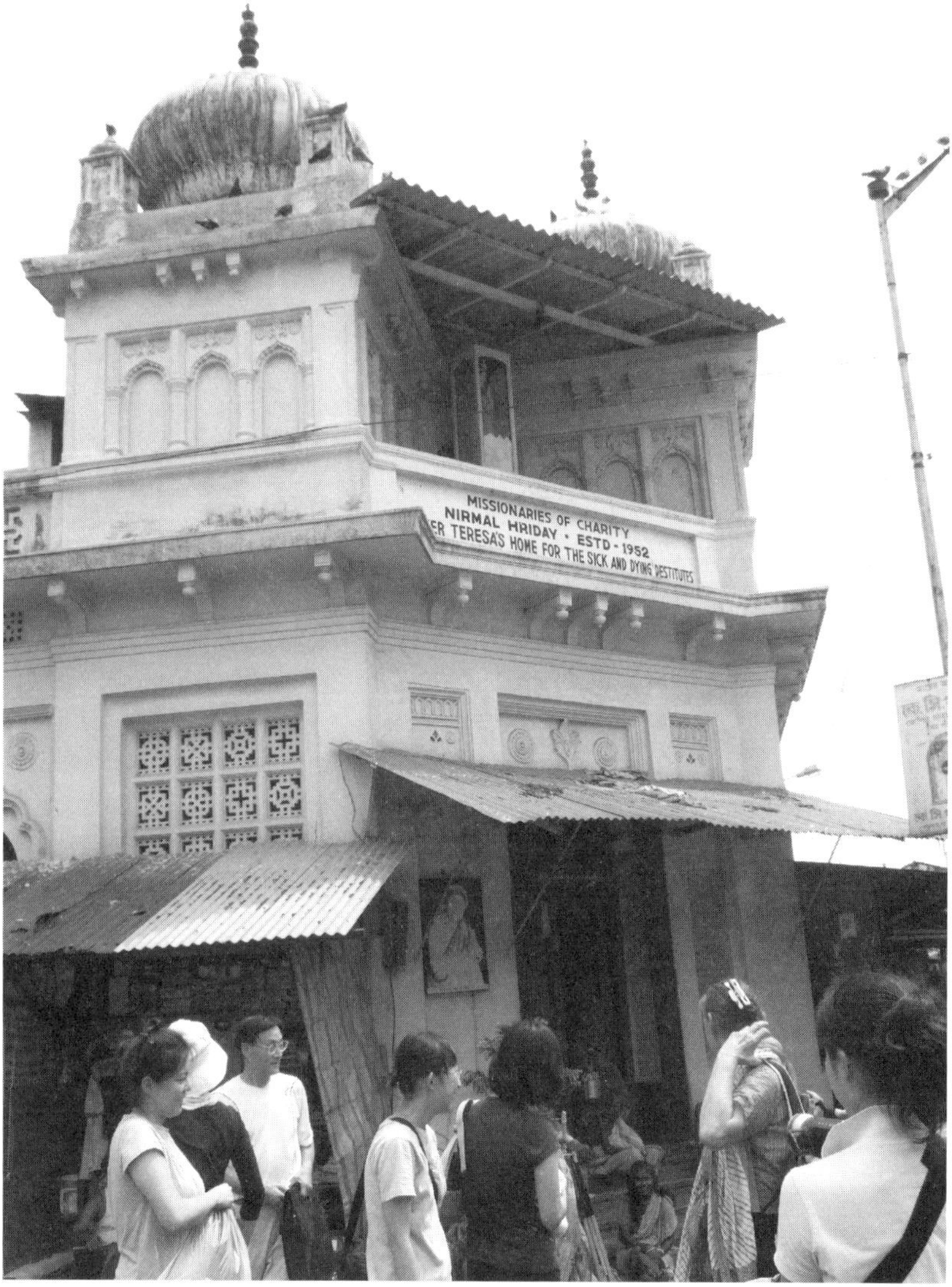
MISSIONARIES OF CHARITY
NIRMAL HRIDAY · ESTD-1952
ER TERESA'S HOME FOR THE SICK AND DYING DESTITUTES

死を待つ人の家

す。しかし介助を受けるひとびととことは使う言語が違うので、精いっぱいの笑顔で接する以外にできるケアがありません。ぼくだけではありません。世界中から集まってきたボランティアのほとんどは現地語を知らないので、ただ黙々と患者の口に食事を運ぶしかないのです。

「これは患者にとって、ほんとうに幸せなことなのか？」

もやもやした思いを、ぼくは胸に感じました。

ぼくはこのとき、いまここでむきあっている患者がどこで生まれ、どう育って、どんないきさつでここにやってきたのか、ここでの医療や看護・介護にどのような感想をもっていて、なにをしてほしいと願っているのか、痛切に知りたいと思いました。そういうことに配慮するのが、「死を待つ人の家」のほんとうの役割ではないでしょうか。

海外からやってくることばの通じない介護者からケアをほどこされるということ、しかも毎日顔ぶれが変わるということに、はたして入居者は満足しているのだろうか。そんな疑問が浮かんできます。

食事のつぎはシャワーによる水浴びです。各入居者のベッドのあたまの部分は、打ちっぱなしのコンクリートの壁に面していて、その壁には黄色いペンキでナンバーが書いてあります。これが入居者の番号です。シャワー室から欧米人のボランティアが叫びます。

「ヘイ！　ボーイ。プリーズ・ブリング・ヒア、ナンバー××！」

ことばもわからず名前も知らないのでこうなるのですが、入居者をただ番号で荷物のように扱うやりかたには強い抵抗感をおぼえました。嫌悪感といってもいいくらいです。これがあの世界的に有名な「死を待つ人の家」の実態なのか？　先の食事風景とあいまって、表現しにくいある種の不快感・不信感が、ぼくのこころにひろがっていきました。

洗濯物の処理にいっさい電気器具を使わないのも特徴です。ボランティアが人海戦術で、汚物でよごれたシーツや衣類を洗濯しているのです。たいへん過酷な労働ですし、衛生状態がきわめて悪いインドで、素手や裸足で洗濯物の処理をして、伝染病などに罹患しないのだろうかという疑問も浮かびます。

ちょっとした傷口から細菌に感染するかもしれない、と思ったとき、となりにいた海外のボランティアのシスターが、ビニールの手袋をしているのに気づきました。

「ああ、そうか」と合点はいったものの、足踏みで一日中シーツを洗濯せざるをえないことを考えると、「死を待つ人の家」の衛生管理は、先進国の目から見れば、とうてい及第点を与えることはできません。

「なにかがちがう……」

ぼくは疲れきったからだを階上の休憩所に運びながら思いました。

疑念

これはマザー・テレサを崇拝しているひとたちにきかれたら、石を投げられるようなことかもしれません。しかし、なぜ「死を待つ人の家」では洗濯機を使わないのでしょうか？インドの庶民が洗濯機を使っていないからここでも使わないなんて、意味がありそうで、実はなんの意味もないと思うのです。

洗濯は洗濯機にまかせて、それで空いた時間を、入院患者とのリクレーションやメンタルケア、スピリチュアルケア、あるいは片言でもいいから対話したり、からだをマッサージしたりするのに使うほうが、よほど有益ではないでしょうか。そうすれば、「死を待つ人の家」で暮らす人々のＱＯＬ（人生の質）も向上すると思います。

「死を待つ人の家」でのボランティア二日目には、ぼくはもう疲れてきていました。きのうからずっと食事の介助やトイレ介助、それに洗濯ばかりです。ここにいる患者さんとはことばが通じませんから、身の上話をきいてあげることもできません。お祈りといったって、なにをどう祈ればいいのか見当がつきません。せいぜい「ここにいるひとが天国に行きますように」と祈るのが精いっぱいです。

まだまだ疑問があります。マザーの修道会ではパーティーには出ないといいます。お酒もいっさい飲まないというのです。また、これは噂の域を出ませんが、マザーの修道会では、お金を銀行にあずけないらしいのです。銀行から利息を受けとるのは不正な収益だという考えかたがあるらしい。

そんな「潔癖競争」をしたって、しかたがないのではないでしょうか。「贅沢は敵だ」という禁欲的な側面が強すぎるのではないでしょうか。そんなことと、聖なるものに仕えることは、まったく別次元の話ではないかと思えてなりません。

ぼくは日本でも、マザーの修道会が建てた修道院に行って、ボランティアをしたことがあります。ブラザーたちは炊きだしはします。しかし、それだけです。

ぼくはたずねました。どうしてホームレスのおじさんたちのために、日本の社会保障制度や生活保護制度を研究して、彼らのQOLの向上のためにつくさないのか。ブラザーたちの答えはこうでした。

「わたしたちはソーシャルワーカーではありません。ただ貧しいひとたちのなかにイエスを見て、かれらに奉仕するのが仕事です……」

ぼくは頭に来ました。少し勉強すれば、貧しいひとのQOL向上のために、もっともっとはたらけるのです。なぜそういう学び自体を福音的な仕事と考えないのでしょうか。ぼくは義憤に近い怒りをおぼえていました。

ぼくは若いころからマザー・テレサがいかに立派な人であり、神様に近いひとであるかを教えられてきました。でもこのコルカタに来て、その考えが揺らいでいることを感じざるをえませんでした。

週刊誌で読んだことですが、マザーが心臓の病気で倒れたとき、高度先端医療についてはインドで一、二を争う私立病院で治療を受けたといいます。意地悪な考えで申しわけないけれど、マザーが「死を待つ人の家」の創設者であるならば、自分自身がこの「死を待つ人の家」に入って、帰天を待つべきではなかったかと思うのです。

「死を待つ人の家」では、たしかに雨露はしのげます。貧しいひとであふれるインドでは、一日に三度の食事が出されることは、満足のいくことかもしれません。そうであれば、多少の瑕疵をことさら非難すべきではない、というひともいるかもしれません。

しかし少なくとも、このしくみをそのまま日本にもちこむことはできません。日本でこんなやりかたをしていては、貧困ビジネスどころか、貧者・弱者の虐待施設といわれてもしかたがないでしょう。そしてぼくたちは、「きぼうのいえ」をどうやってよりよい施設にするか、そのヒントを探しにここまで来たのです。

ぼくの胸に去来するのは「失望」でした。

それから二日間、「風に立つライオン」の仲間たち、とりわけ親しくなった堂園先生の友人のドクターと、いまひとつ打ちこめないボランティアをし、夕方になると屋上のバルコニーに出て、たそがれながら、この疑問に関する話をしました。

ぼくたちは堂園先生の許しをもらって、三日間ボランティアを休んで、ベナレスへ行くことにしました。ガンジス河の日の出と日の入りを見ながら、今後のきぼうのいえのありかたについて、じっくりと考えてみたいと思ったのです。

もっともぼくは、ガンジスについて一般的な知識以上のことは知りませんでした。ただ、以前『メメント・モリ』という写真集を友人に見せてもらったことがあって、そこには、ガンジス河はインドの聖地であり、そこで死ぬことが多くのヒンドゥー教徒の願いであると書いてあったのです。そして、死んだらガンジス河に自分の亡骸を流してもらうのだ、とあったのを思いだしたのです。

ガンジスのほとり

翌日の午後五時、ぼくと妻のふたりは「死を待つ人の家」の正面玄関でタクシーを拾って、コルカタで一番のターミナルステーションであるコルカタハウラー駅にむかいました。列車は「シャダプシー・エクスプレス一六番」のコンパートメント。座席は二席を代理店経由で確保しています。出発は二〇時ちょうど、到着予定時間は翌朝七時ですから、所要時間は一一時間です。列車に車内放送はないので、じぶんたちで駅を確認しなければなりません。

ベナレス駅に着いたのは、予定を二時間ほどオーバーした午前九時でした。ガンジス河に着くのは日の入りどきでいいので、それまでは現地の旅行代理店で乗用車を手配して、市内観光をすることになりました。

ベナレスの旧市街は道が入り組んで迷路のようです。コルカタ以上に、いたるところに牛や野犬が寝そべっていますが、コルカタにくらべるとずいぶんしずかで、インドの田舎街という印象を受けました。

つぎは国立大学であるバナーラス・ヒンドゥー大学の訪問です。

ここはアジアで最大ともいわれる広大なキャンパスがあって、その中心には、近代ヒンズー教寺院建築の代表作といわれる、ビルラー寺院がそびえています。キャンパスは緑がとても美しく、ガイドさんの話だと、一万人以上の学生が在籍しているといいます。

ベナレスには多くのヒンドゥー寺院があって、一七世紀に建立されたヴィシュヴァナート寺院（ゴールデンテンプル）とドゥルガー寺院はひときわ有名でしょう。ぼくたちが到着したときにはすでに大勢の参拝客がいましたが、寺院内にはヒンドゥー教徒しか入れませんから、ぼくたちは外からそのようすをうかがうだけでした。

夕刻が近づき、聖なるガンジス河を訪れます。妻はガンジス河を見た瞬間、その場に立ち

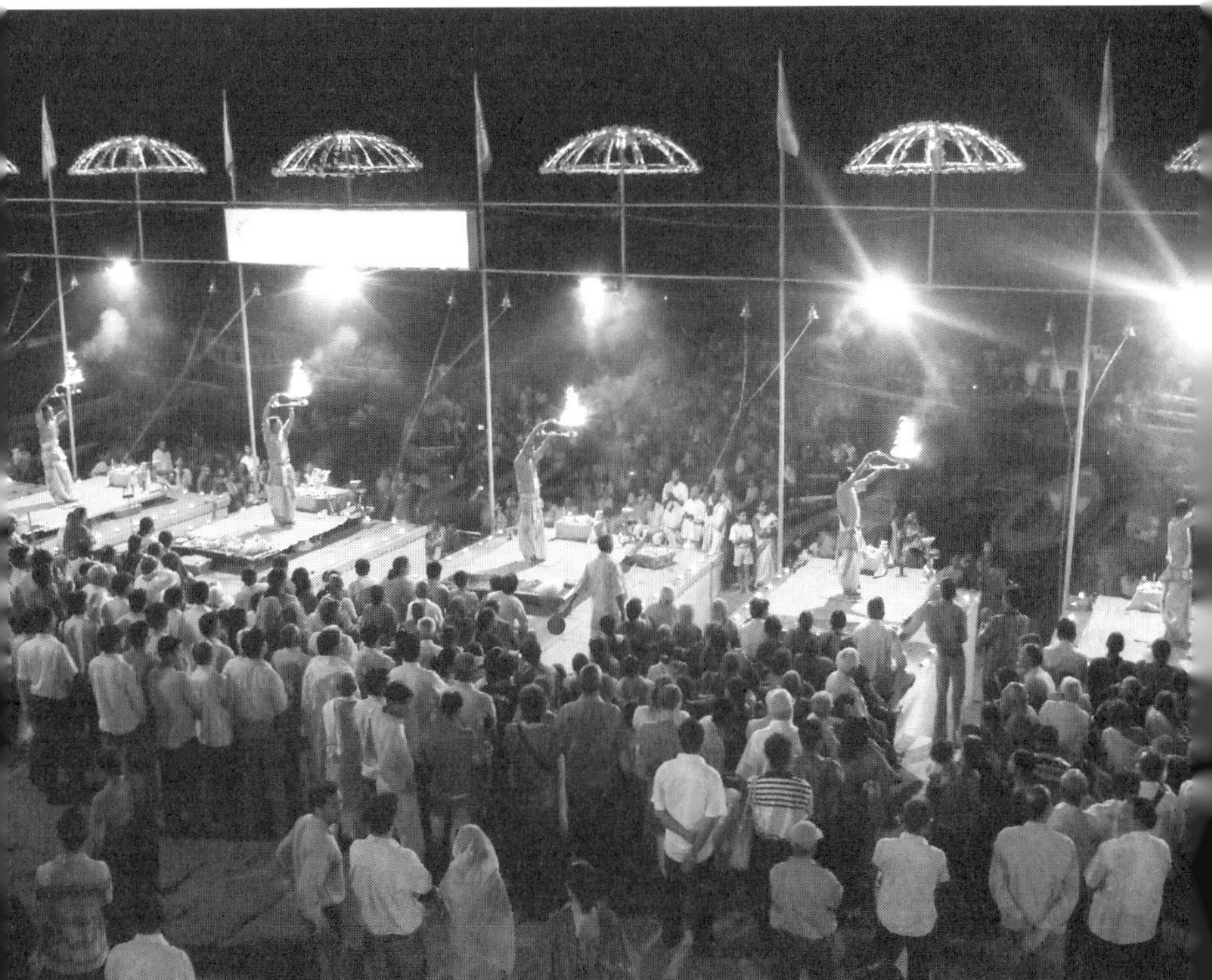

祭司たちの儀礼

つくし、両のまなこから涙をあふれさせました。なぜ涙がこぼれたのか、彼女自身にもわからないようでした。遠藤周作が「すべての命を飲み込む大河としてのガンジス河」と表現している、いのちへの崇敬の思いが、そんな涙となったのかもしれません。

ぼくたちはチャイをふたりで一杯ずつ飲み、ガイドの案内でダシュアメード・ガートという沐浴場を訪問しました。ヒンドゥー教の神像礼拝のプージャー（儀礼）を見るためです。バラモンの祭司が祭火に供物を捧げ、神々に贈る儀礼はヤジュニャ（祭式）と呼ばれます。日も暮れてあたりもすっかり暗くなったなか、祭司が川に花を浮かべ、祭壇のうえに立って、右手で香炉をふりながら、火を掲げて祈りを捧げるすがたは、厳粛かつ幻想的で美しい。はるばるベナレスに来た甲斐があったと感慨がこみあげます。

しかし、そんな夢幻のような儀式もやがておわり、九時ごろになると観光客も三々五々、それぞれの宿にひきあげていきます。ぼくと妻はまだ少しぼうっとしたまま、宿泊先のガンジス河近くのホテルへと歩いていきました。

翌朝ホテルの窓からガンジス河を眺めていると、薄暗かった空がしだいに明るさを増し、やがて赤く染まって、赫奕とかがやく太陽がみなもにゆらめきながら昇っていく美しい日の出を目撃することができました。ぼくと妻はホテルを出て、ガンジス河のほとりにむかいます。あらためて沐浴を見学したかったからです。

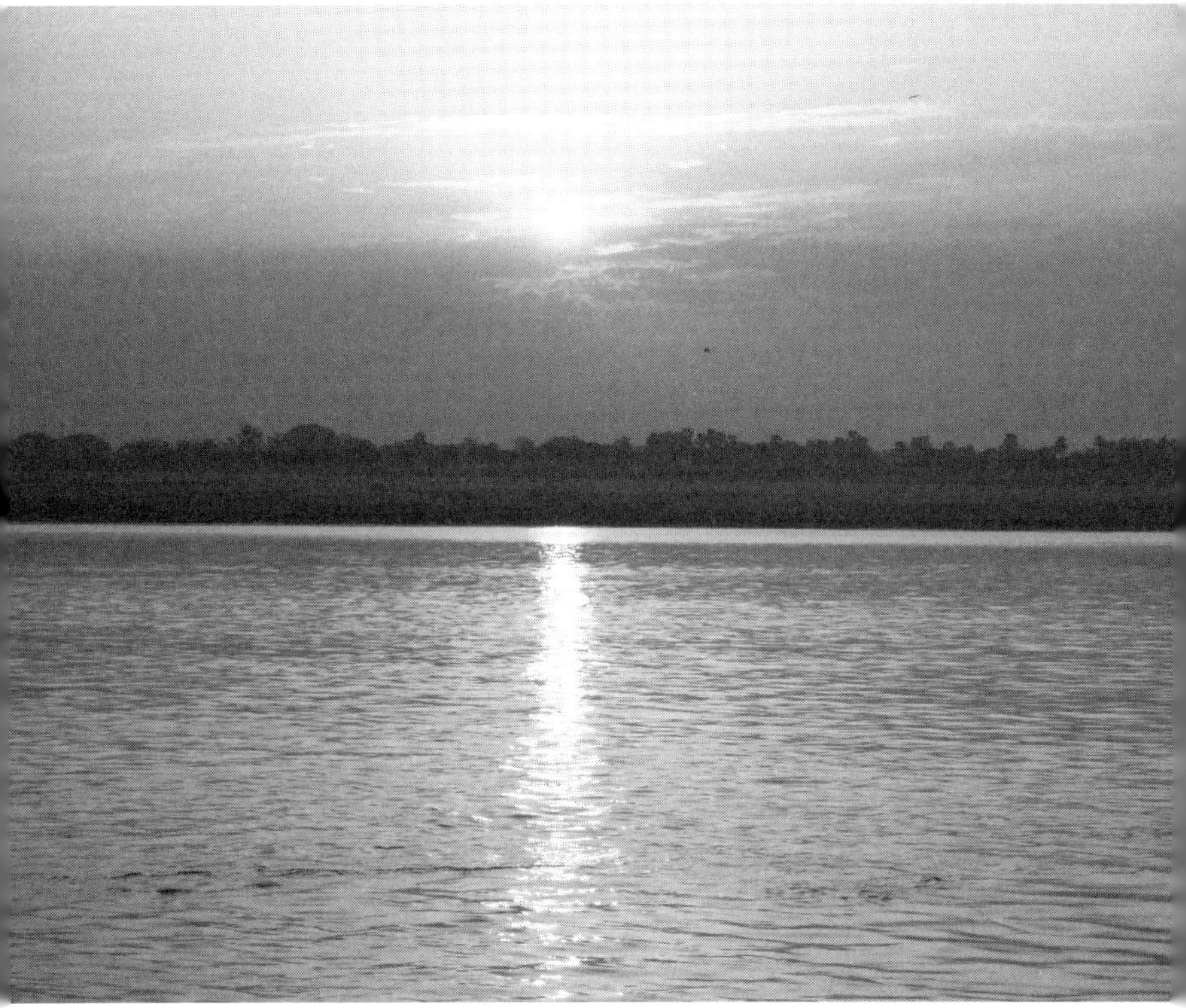

ガンジスの朝日

昨晩のプージャーの前にも沐浴するひとびとを見ましたが、ヒンドゥー教徒にとって聖なるガンジス河で沐浴することは、人生で最大の夢だといいます。ガンジス河で沐浴すると、それまでのすべての罪が洗い流されると、いいつたえられているそうです。

河岸にはたくさんのボートが停泊していて、船頭が口々に、河の沖合いに出てみないかと誘ってきます。せっかくなので、値段を適当に値切って船を沖に出してもらい、ガンジス河の水を手にすくってみたり、案内人がわたしてくれる魚を放流したりしました（これは日本の放生会と同じで、生きものを殺さずに逃がしてあげることで、慈悲の功徳を積むものなのかもしれません）。

日が高くなって、肌を刺すように照りつける時刻になったころ、河岸の火葬場を見学しに行きます。ベナレスはいわば「大いなる火葬場」であって、そのなかでも代表的な火葬場が二か所あります。ひとつは街の中心に近い「マニカルニカ・ガート」、もうひとつは南の「ハリシュチャンドラ・ガート」です。ぼくたちがむかったのは、マニカルニカ・ガートで、見ていると、色あざやかな布にくるまれた遺体が、竹でできた担架にのせられてやってきます。先頭に立つ男は道端に小銭（ルピー）をばらまきながら歩き、子どもたちがわれさきにお金に飛びつきます。なんだかぼくには、それは葬列ではなくて、死者がふるさとへ帰っていくお祭りのように見えました。

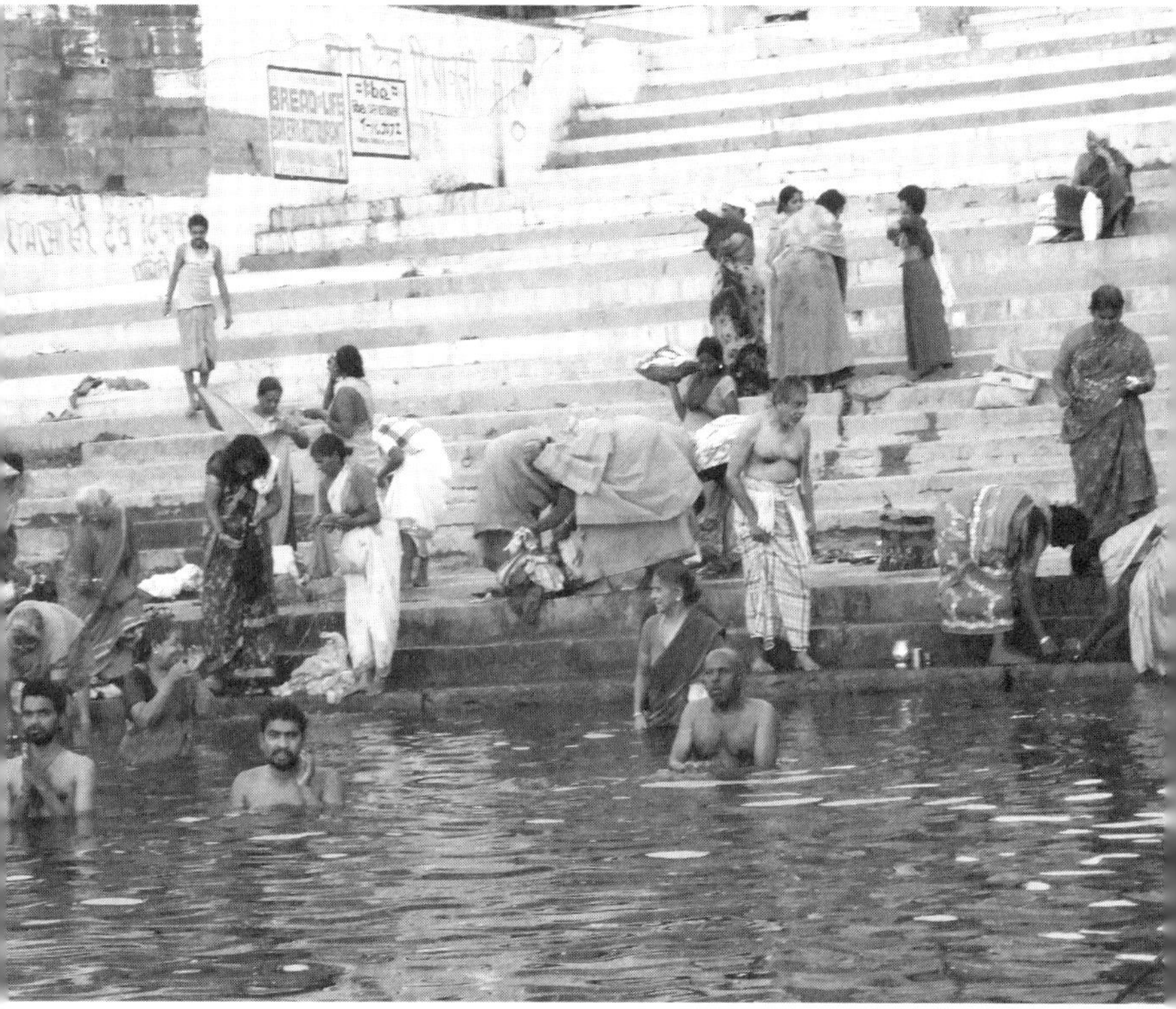

ガンジス河で沐浴するひとびと

ガイドの話によれば、ひとりの大人を燃やすには二五〇キロの薪が必要らしく、代金をけちると生焼けの状態で河に流されてしまうともいいます。そのあたりは妙に世俗的で、ビジネスライクです。インドのように死が身近で、ひとびとの原初的感性がなまなましく露出している社会では、死もまた日常のビジネスのひとつなのは、自然なことかもしれません。

ガンジス河で沐浴をすると生前の罪がすべて洗い流される――ぼくはいいつたえを思いかえしながら、人間の罪の清めについて漠然と考えていました。キリスト教ではイエス・キリストを人類の唯一の救い主であると信じ、洗礼を受ければ救われるといいます……。

沐浴場で老いも若きもガンジスの水に身をひたし、顔や髪を洗い、うがいまでしているすがたは、さして潔癖症でもないぼくでもいささか気になるのですから、清潔にうるさい日本人の多くにとっては総毛立つような風景かもしれません。

一方で、ひとびとが自然と一体になっていくすがたには胸がつまるような思いも感じます。火葬場のようすは実になまなましく、けれどもご遺体を焼いて立ちのぼる煙を見ていると、かれらの魂が天国にのぼっていくような気がして安寧な気持ちになってきます。船に乗ったとき、いったいこれまでいくつの遺灰がこの河に流されてきたのかと思うと、永遠にして悠久な流れに飲みこまれていく人間の魂のゆくえを実感できるように思えたのです。

人間は普遍的に救われていくのか、あるいは、ひらきなおった諦観のなかで生き抜くことしかできないのか、それを断言することはできません。ただ、宗派・教派の違いや教祖がだれであるかなどとはなんの関係もなく、どんなひとでも救われるという人智を超えた単純な摂理を信じていたいと、このとき強く思ったのでした。

病院の孤独

八月の中旬に、マザー・テレサの施設「死を待つ人の家」でのボランティアを終えて帰国したぼくは、それから一週間ほどたったころ、なんだか呼吸が苦しくなり、息が深く吸えなくなったので、あわてて知人の内科医・堀医師のクリニックに駆けこみました。堀さんが聴診器をぼくの胸にあてると、顔色がさっと変わりました。

「すぐにレントゲンを撮ろう！」

堀さんが叫びます。

すぐさまレントゲンとあいなって、コンピュータのディスプレイに、ぼくの胸部の透過画像が映しだされました。

「山本さん、たいへんだ！　右の肺が胸水でいっぱいになっている。これは緊急入院しなければだめだ。インドに行っていたから結核かもしれんよ！」

そういうなり堀さんは、区の基幹病院とされる総合病院の内科の緊急外来の手つづきをとって、タクシーを手配してくれました。ぼくが病院に直行すると、呼吸器内科部長の医師がふたたびレントゲン撮影をしてくれましたが、最初の診察同様に、右肺が胸水で満杯であることが確認されただけでした。

処置室にすぐに連れていかれ、麻酔を打たれ、胴体の右の脇のしたにメスが入れられて、管《ドレーン》が挿入されると、たちまち二リットルはあろうかという胸水が瓶にあふれでてきます。そのまま自動的に胸水をぬく機械がとりつけられて緊急入院です。

その後、数回の喀痰検査と血液検査が行われ、結核であることがはっきりしました。当然、個室での隔離入院です。入院期間は三週間におよび、病院の内科病棟が、インド旅行のとんだ「オプショナルツアー」になったのです。

とはいえ、インドでもらったこの結核は、ぼくがインドで学んださまざまなことにくわえて、医療のありかたを実体験として学ぶ貴重な機会をくれました。ついでにいうと、結核は法定伝染病ですから、治療費は公費負担です。

まず入院が、いかに人間の「生きるバイタリティ」を喪失させるところであるか、身をもって知ることができました。

たとえば、ぼくのからだには、いつも結核治療のための管が挿入されていました。その長さは二メートルしかなく、つまり、せいぜい半径二メートルの範囲でしか移動ができません。

べつにベッドに縛りつけられているわけではありませんが、これが想像以上に違和感があって不快なのです。まるで足枷をはめられ、鎖で重い鉄球につながれて動けなくされた囚人の気分です。このくらいの不自由でもたいへん精神にこたえるのです。

また、ぼくはこれまでの人生で、いろいろ失敗もしましたし、いくどとなく困難にもぶつかりましたが、それでも自己決定権をもつ主人公としてふるまってきました。病院ではそうではありません。なにをするにも医師か看護師の許可が必要です。そうすると「ぼくはこれをするんだ！」という気持ちがどんどん失われていって、じぶんがなにかを決めることに不安さえ感じるようになってきます。そんな奇妙な空間なのです。

いま入院期間をふりかえっても、あまりにも味気ない無味乾燥な生活の記憶に辟易してしまいます。

早朝、寝ていると看護師さんが清拭用のタオルを配りにきます。

「はい、これで顔を拭いて！」

それから、

「血圧と体温を測ります」

交わす会話はそれくらいで、看護師さんの声音も事務的というか機械的というか、ぼくがどこのだれであるとか、ぼくの人格や性格とか、そんなことにはいっさい関心がないような、平板で冷たいひびきだけがあります。

ところが、ぼくが病室で孤独にいると、しばしば、病室前の廊下を小走りで走りぬける職員たちと看護師さんの会話がきこえてきます。リズミカルな足音と一緒に洩れてくる会話は抑揚たっぷりで、ときには、はじけるような笑い声をともなって、にぎやかにとおりすぎていくのです。この落差！

「ああ、病院という場所では、患者であるぼくはヒエラルキーの最下層なんだな」

ひがみと思われるかもしれませんが、そんな暗い気持ちが胸にこみあげてきます。たえず病気の不安にさいなまれていますから、なおさらです。

そして、だれもが指摘する病院の食事！　その味気なさはもはや形容のしようもないほどで、悪意があるのではないかと疑いたくなるほどです。とにかく味にちからがない。最大の原因は塩分制限でしょうが、それでもなにかやりようがあるのではないでしょうか。

また、これはひとによると思いますが、ご飯と牛乳が一緒に出てくるのが、ぼくにはたいへんつらかった。入院しているとほとんど生活に楽しみがありませんから、食事はとても大切なのに、これでは苦痛が増すばかりです。たしかにカロリー計算は完璧かもしれませんが、「食」におけるホスピタリティの欠落を痛感したといわざるをえないのです。

さらにいえば、三週間の入院中、ぼくは一度もからだの清拭をしてもらえませんでした。

たんにこの病院の落ち度というだけかもしれませんが、まったく信じられないことだと思います。なにか理由があるのでしょうか。

おまけに、どんなに激しい頭痛がしようが、氷嚢とカロナールが処方されるだけで、特段の医療や看護行為はしてもらえません。

「区の基幹病院がこれでいいのか?」

思わずこころのなかで叫びます。

ぼくはけっして在宅至上主義者ではありません。しかしこうした病院の風土を体験してしまうと、どうしても病院には抵抗感をおぼえてしまいます。その一方で、長年の経験から、この手の無味乾燥さは施設の宿命として存在していて、これをとり去ることはできないのだろうな、という諦観もおぼえています。

ちなみに、ぼくの結核はかなりの重症で、退院してからも半年間はドッツ(DOTS)をつづけなくてはいけませんでした。ドッツというのは直接服薬確認療法というもので、薬をたしかに飲んでいることを医療従事者が直接確認する、つまり医師や看護婦が自宅へ来るか、ぼくが病院へ行くかして、その目の前で薬を飲むというものです。

インド旅行がぼくに与えてくれたのは、なかなかきびしい人生経験でした。

第3部　支えるひと、支えられるひと

山谷の赤ひげ先生

山谷が人材の宝庫であることは有名です。そんな山谷でも、医師の本田徹先生がひときわ出色の人物であることに異議を唱えるひとはいないでしょう。三〇年以上にわたる貧困者への医療と、海外での医療支援団体の活動が認められ、二〇一二年の毎日新聞社会福祉顕彰を受賞していますし、健康を基本的な人権として、ひとびとのニーズに住民みずからが応え、解決していく方法であるプライマリーヘルスケアの実践者としても知られ、二〇〇七年には若月賞という栄えある賞も受賞しています。

きぼうのいえの近くに、山友会というNPO法人があり、その敷地内に山友クリニックという無料診療所があります。主にホームレスの医療に献身してくれる施設なのですが、本田先生はここでも二〇年以上活動されていました。きぼうのいえとの関わりでも、生活保護を受けている重篤な患者さんの主治医をしてくださっています。

あるとき、先生がきぼうのいえで診ていた患者さんが亡くなって、死亡診断書を書きながらこう言ったことがあります。

「こんなときにお願いするのもなんですが……」

本田先生は目にうっすらと涙を浮かべていました。

「うちの病院に入ってまだ数日の患者さんなんだけど、かれはホームレスとして厳しい生活をしてきて、もうあと残りは数日なんです。かれにほんのひとときでもきぼうのいえの家族的な暖かさを味わってもらって旅立ってほしいのですが、亡くなった患者さんの空いた部屋に入れてもらうことはできませんか？」

本田先生が懇願するようにそう言いました。そのあまりの真剣さにはだれも異を唱えられるはずもなく、ぼくたちはその患者さんのきぼうのいえへの入居に同意したのです。

このエピソードからも本田先生のこころのなかには、いつも担当している患者さんのすがたがあることがわかります。

本田先生はいつもシャツの袖を風でふくらませながら、訪問看護師さんと一緒に山谷の街なかを走りまわっています。そのすがたはどんな高級車に乗っているよりもかっこよく、ぼくは本田先生のようなお医者さんと一緒にターミナルケアにたずさわることができることが、このうえない喜びであり誇りなのです。

山谷は母性が救う

「荒涼とした街」とはあまりいいたくありませんが、それでも山谷でホスピスを運営していくには、その荒さをまるごと呑みこんでしまうような「愛」が必要になります。そして、きぼうのいえの「愛」を支える大きな存在のひとつが、訪問看護ステーション「コスモス」であるのはまちがいありません。

いまでは「訪問看護」ということばはあたりまえのように使われていますが、少しお役所的な定義をすると、厚生労働省の定めにしたがって、病院での治療が困難な在宅の患者さんのもとを訪れて、看護行為を行う制度ということになります。

「コスモス」の看護師さんたちは、日本一といっていいほど仕事に対するモチベーションが高く、山谷のターミナルケアだけでなく、東日本大震災でも多くの看護師さんがボランティアとして参加しましたし、海外支援活動のため「国境なき医師団」の派遣待ちのひともいるのです。きぼうのいえでもほとんどの入居者がこの「コスモス」の訪問看護を受けています。

そんな看護師さんのひとりAさんは、都内の短期大学を卒業後、銀行に入社しました。経済的にも恵まれていましたし、ファッションにも興味があり、それなりのブランド品を身につけて、いわゆるふつうのOLの生活をしていたのです。ところがある日、繁華街のショーウインドウに映ったじぶんのすがたを見て愕然としたのです。

「いったいわたしはなにをしているんだろう?」

痛切なむなしさを感じ、銀行を退職してしまったAさんは、さんざん考えたすえ、一念発起して看護学校に入学することにしました。

看護学校卒業後は、難病治療を中心とする都内の病院に就職したのですが、データばかりを追いかけ、患者さんの人生に寄り添えない環境に嫌気がさして、日本を飛びだして、インドのコルカタにマザー・テレサが開設した「死を待つ人の家」でボランティアをはじめます。しかし、そこで「患者から怖い病気を移されたらどうしよう」と心配し恐れているじぶんを発見して、じぶんは偽善者だと嘆き苦しむことになるのでした。

その後さらなる変転を経て、Aさんは山谷の訪問看護師になりました。山谷でひとり暮らしをしながら、孤独に闘病生活を送るひとたちを看護するのです。

この本でも紹介してきましたが、困難な人生を送り、人間関係に苦しみ傷ついて、他者に対する信頼を失ってしまったひとたちに真正面からむかいあうのは、たいへんなことです。ぼくもAさんが患者から看護を拒否されたり、怒鳴られ、わめかれ、これ以上ないほどの悪口雑言を浴びせられている場面を目撃したことがありますが、Aさんが平常心を失わないことには心底敬服したものです。

あるときAさんは、ドヤに住むひとりの男性末期がん患者の担当になりました。Aさんは徹底的に尽くしました。患者さんがドヤからきぼうのいえに転居してきてからも、Aさんの献身はつづきました。

時はすぎ、患者さんの旅立ちが近いことが明らかになってきました。Aさんは、夜、自宅に帰っているあいだになにかあって、翌日亡くなっていたらどうしようと思うと、きぼうのいえから出られなくなってしまいました。そしてぼくに、こういってきたのです。

「……あのぅ、かれの部屋に泊まっちゃだめですか」

ぼくやきぼうのいえのスタッフとともに、Aさんの懸命のみとりがはじまりました。Aさんは掃除や洗濯など生活全般をこなしましたが、それは彼女本来の仕事である看護の枠をはるかに超えたものでした。

痛みどめを使っても末期の痛みは完全には抑えきれません。患者さんが「死にたい」と懇願するようになって、その日の夜が更けていきました。Aさんは患者さんと手をつなぎ、寄り添いながら、こうことばをかけました。

「一緒にそのときを待とう」

それが最後に交わしたことばになりました。患者さんはそのまままめざめることはなく、朝のやわらかな陽が射しはじめたころ、Aさんの腕のなかでしずかに息をひきとったのでした。

このときの記憶は褪せることなく、ぼくのこころのなかにずっと残っています。闘病のはてに高齢で孤独な死を迎えようとしているひとへのケアの極点だと思うのです。山谷における究極の看護、それはすなわち「母性」なのかもしれません。

無言で返した看護のお礼

きぼうのいえに八〇代前半の人がいました。かれも訪問看護ステーション「コスモス」の訪問看護を受けていました。かれの厳しい闘病をやわらげる最大の楽しみはパチンコで、たびたび近くのパチンコ屋「あたりや」に出かけては、ささやかなギャンブルを楽しんでいました。残念なことは、がんに伴う痛みの管理がなかなかうまくいかなかったことでした。

しかしかれは「苦しくてたまらない」とか「この痛みをどうにかしろ」といった訴えを、医師や看護師さんだけでなく、ぼくたちにもいっさい吐きませんでした。ただ、ベッド脇の壁を拳で、ゴンゴン！　ゴンゴン！　と叩いて、痛みをこらえるだけなのでした。

やがてかれは旅立ちました。「死後の処置」を行うために、担当の訪問看護師さんがやってきました。いま述べたように、かれの唯一の楽しみはパチンコで、行くたびにお店から宣伝用のタオルを何枚ももらっていたのが、かれの遺品としてのこされていました。訪問看護師さんはそんな遺品のタオルをお湯で茹でて、かれにむかっていいました。

「さあさあ、お顔をフキフキしてきれいにしましょうね」

そして、かれの顔のうえにタオルをひろげると、タオルに印刷されていた文字が、ちょうどかれの口のところに並び、一行の文をつくりだしたのです。

「いつも本当にありがとうございます」

訪問看護師さんはその文字を見て、「あ！」と凍りついたように動きをとめ、その場にしゃがみこんで嗚咽を洩らしはじめました。

「そうなのよね！　かれは決して『痛いからどうにかしろ』なんていわなかったけれど、ほんとうは、こうわたしたちに伝えたかったのかもしれないのよね！」

そう叫ぶようにいうと、こころをこめて、ていねいにていねいに死後の処置をほどこしてあげたのです。

ぼくには、これはただの偶然とは思えませんでした。「偶然のような必然」なのか「必然のような偶然」なのかわかりませんが、こういうかたちでの死者との交流もあるのだと思いました。ぼくはこんなすてきなことが起きるきぼうのいえというホスピスにこころから感謝し、これからもみとりのなかで、いのちの大切さを噛みしめていきたいのです。

山谷のお遍路ヘルパー

ぼくがある日きぼうのいえの礼拝堂で黙想しているとき、神がこんなことをおっしゃったような気がしました。

「きぼうのいえの定員は二一人。山谷にいる住所不定・無職のひとは三五〇〇人。きぼうのいえでケアできるのは全体の一〇〇分の一以下ですよ。残りの九九％をどうしていくつもりなのですか？」

「神よ！　それはむずかしすぎる宿題です！」

そのときのぼくは、ただ嘆くしかありませんでしたが、それでもなんとか思いついたのは、介護保険を使ってヘルパーを養成し、山谷のドヤのすみずみまで派遣することでした。そういうわけで、ぼくは山谷にヘルパーステーション「ハーモニー」を立ちあげたのです。

立ちあげて二年ほど経ったとき、Ｓさんという男性が応募してきました。かれはぼくの知人つながりの人物で、当時三〇代はじめで、現役のヘルパーでした。ぼくがきぼうのいえについて、介護やターミナルケアについての考えを話して、「ぜひ山谷で働いてみませんか」と誘うと、まんざらでもなさそうです。

かれの経歴をきくと、思春期のころから手塚治虫のマンガに惹かれており、のちには精神分析家のC・G・ユングなどの本から、人間の生きかたについて深く考える機会を与えられたといいます。高校卒業後はフリーターになりましたが、そのころパニック障害に苦しんだのがきっかけで、代替療法や心理学を独学で学ぶようになったらしいのです。そして、ひとのお世話をすることに自分の居場所を感じはじめたというのです。

Sさんはなにか特定の宗教を信仰しているのではありません。二〇代のころに四国八十八箇所のお遍路を二か月かけてまわった経験があるといい、そのせいか、ときおり般若心経を唱えることもありますが、それ以上にヘルパーとして、じぶんのからだのふるまいで利用者のかたがたに関わっていくことが、かれにとっての祈りだといいます。ヘルパーにとっては、お遍路でいう札所は訪問先の家であり、そこで出会うひとびとが菩薩や如来であり、ヘルパーとしてはたらく日々が巡礼なのだというのです。

「こちらの世界の現実とむこうの大いなるものの世界が、介護という祈りを通じてつながっているように思う」

かれはそう語ってくれました。

信仰をもたないというSさんに、強固な求道者の祈りと霊性を見せてもらったとぼくは思いました。Sさんは信仰に身を投じたものの典型だとさえ感じました。Sさんのようなひとがいてくれれば、山谷を神の息吹きがはたらく聖地にしようというぼくの発想が実現するのも不可能ではない、そう強く思わせてくれたのでした。

罪びとの教会

キリスト教神学には教会論という科目がありまして、大学時代は先生から膨大な文献を読むようにいわれて、えらい目にあったものです。しかし、実際にホスピスケアの施設を運営していると、さまざまな局面でその学びが生かされていることに気づきます。

当時、Tさんは七九歳でした。饒舌といっていいくらい話が好きで、お茶目なところもある好々爺でしたが、かれの入居にはひと悶着がありました。というのも、かれは元強盗犯で、刑務所からきぼうのいえに直行しようとしていたからでした。

現在の社会福祉の課題として、元受刑者の社会復帰の問題があります。前科のあるひとを社会が偏見なく受け入れていくことができるのかどうか。

ぼくたちは墨田区の福祉事務所から打診を受けたのですが、それによると、Tさんは刑務所内の診察で末期のがんが発見され、内臓の摘出手術を受けたこともあって、出所後の生活場所に困っていたのだそうです。すでに高齢ですから就労ははじめから考えられませんでしたが、病をかかえ余命いくばくもないTさんが、死を迎えるまで暮らせる場所が見つからない。福祉事務所が苦慮していたところ、きぼうのいえが行き場のないひとの終《つい》のすみかとなっているという情報を入手したというのでした。

施設見学と入居面接にはぼくが立ち会いました。

「あなたの前歴については役所から知らされています。でも、あなたは罪の償いは十分にしているのですし、そのことで罪悪感に悩むことなく、ここが気に入れば、ずっと入居していただいていいんですよ」

Tさんは長年の重荷をようやく下ろしたというか、緊張が一気に緩んだような安堵の表情を浮かべて、入居を承諾しました。

その数か月後に隅田川の花火大会があって、ぼくたちもきぼうのいえの屋上で見物することにしました。入居者とスタッフを合わせて四〇人くらいが参加しましたが、たまたまTさんの近くに座っていたぼくは、偶然、会話を耳にしたのです。

「いや、面接のときの施設長のことばにおれは救われてよ、それで入居を決めたんさ」

ぼくはじぶんの発したことばがかれの日々の支えになっていることに（正直に申しあげますが）喜びをおぼえつつ、同時に強い責任を噛み締めました。

それから二年半ほどたって、そのときがかれに訪れました。

真夜中に部屋を訪れると、よわよわしい声でしたが、

「施設長、ありがとう。犯罪を犯したおれを受け入れてくれて……」

といったのが、はっきりときこえました。ぼくは涙があふれるのをこらえきれず、声を出して泣きました。Tさんも泣いていました。

現代の教会論では「教会は罪びとのものである、罪びとの教会こそ教会の本質である」といわれます。これこそが、きぼうのいえの教会的存在意義だとぼくは思っています。きぼうのいえの礼拝堂に飾られた笑顔のTさんの遺影を見るたびに、ぼくはその気持ちを新たにするのです。

イタリア帰りの元修道女志願者の願い

イタリアにコットレンゴという、心身に障がいがあるひとたちが、共同で街ぐるみで住む場所があります。この名前は聖ジュゼッペ・ベネデット・コットレンゴ（一七八六–一八四二）に由来していて、もともとは「神の摂理の小さな家」という運動としてはじまったものです。

Kさんは一四年間、そこでボランティアとして生活してきました。現地では東洋人はめずらしいのでめだったそうですが、同時に、東洋人に対する偏見もあって、下働きの単調な作業ばかりいいつけられることが多かったそうです。それでもコツコツと仕事をこなしてきましたが、望郷の思いがどんどん高まっていき、そんなとき偶然にも日本から送られてきたカトリック新聞にきぼうのいえの記事が載っているのを読んで、「これだ！」と思ったというのです。

Kさんはすぐにカトリック新聞社に電話を入れ、きぼうのいえの所在地を確認すると、ぼくに手紙を書いてきました。じぶんは元修道女《シスター》志願者であった。けれども、さまざまな理由からそれを諦めた。それでも一生を弱い立場に置かれたひとへの奉仕に捧げたいという思いは断ちがたく、イタリアのコットレンゴのことを知って、いてもたってもいられずに渡欧したのだ、というのでした。

Kさんとぼくは一か月ほども手紙や電話でやりとりをし、とにもかくにも彼女はきぼうのいえで働くことになりました。

ちなみに、これはまったくの余談ですが、ぼくはきぼうのいえの電話の保留音にはなみなみならぬこだわりをもっていて、ここに「SOS」の電話をかけてきてくれるひとのこころにやさしく響く音楽を探してまわった結果、とある映画の劇中音楽を採用しています。

Kさんがきぼうのいえに電話してきたとき、

「ちょっとお待ちください。館長に変わりますから」

とスタッフからいわれ、電話が保留音の音楽に切りかわったとき、Kさんはその音楽をきいたとたん、望郷の思いが胸のなかにあふれだして、涙をこらえることができなかったといいます。

ぼくはKさんが帰国したらすぐに着任できるよう、住まいの手配をし、家具をそろえ、そのほか万全の準備をしました。そして、Kさんがいよいよ帰国してはたらきはじめると、意外なこと——彼女にとっても、ぼくにとっても——が起こったのです。

きぼうのいえでは、入居者はみんな元ホームレスなのに、なんだかんだ幸せそうにすごしています。余命短く、人生の終わりが刻々と近づいているのに、しょっちゅう大笑いなんかしています。きぼうのいえのスタッフも、禁欲的な修道女とは正反対で、入居者と一緒になってよく笑い、よく泣き、親しげに接しています。

Kさんはそれに驚くと同時に、なんだか拍子抜けして、失望に近い感覚にとらわれてしまったようなのです。欲求不満とか不完全燃焼という気持ちかもしれません。

どうもKさんは、きぼうのいえには愛に飢えた、とってもかわいそうなひとびとが、怯えるように暮らしていると思っていたらしいのです。彼女はそこにじぶんを投入して、貧しくて貧相で悲惨なひとを抱きしめ、愛のちからで癒してあげたかったようなのです。

でも、みんなそれぞれに困難な人生を送り、苦難を舐めつくしてきたきぼうのいえの入居者たちは、そんな段階はとっくに通り越しているのでした。

Kさんの願いは願いとして、いまあるすがた、そのままを喜びとすればいいじゃないか、とぼくなんかは思うのですが、彼女のこころには、どうも失望と不満だけが蓄積されていったようでした。

結局、Kさんは半年も経たないうちに――これは皮肉ではありませんが――「かわいそうなひと探し」ができる場所を見つけたようで、関東の田舎にある障がい者施設に転職し、ここを去っていったのでした。

ぼくは彼女の心境はよくわかるつもりです。しかし同時に、納得できない気持ちを消すこともできません。かわいそうなひとを見つけてもしかたがないではないですか。かつてそうであっただろうひとに、人生への希望と笑顔を提供することができれば、そのほうがずっといいことではないでしょうか。きぼうのいえの入居者のみんなが嬉しそうで、幸せそうであれば、みんなにこころの底から共感して、一緒に大笑いすることが、ぼくたちにとって一番大切なことだと思うのです。

しかし同時にぼくは、じぶんのこころにもKさんと共通な気持ちがひそんでいること、つまり、かわいそうなひとを利用して、センチメンタリズムにひたりたいという偽善的な誘惑があることに気づかざるをえませんでした。Kさんはぼくに苦い教訓と学びを与えてくれたのです。

適材適所は神の配剤

きぼうのいえのスタッフのひとり、Kさんという女性（これまた前節とは別人です）は、ぼくの大学神学部時代の同級生です。とはいっても、ぼくは神学部へ行く前に別の大学で学んだりして、いろいろ道草を食っているので、ぼくのほうがずっと年上です。

Kさんは高校卒業後、ストレートに神学部の教員養成課程に進学しましたが、ガラッパチですし、教師らしい雰囲気はほとんどありませんでした。女の子としては声も少し低いし、高校時代荒れていたという噂もありました。お酒も飲めば、隠れてタバコもたしなんでいたようです。ただし教会にはちゃんと通っていたようで、あるとき回心して洗礼を授かったといいます。

神学部に来て、彼女の不満が暴発しました。

「これまではさあ、日曜ごとに教会へ行ってイエスさまの話をきいていればよかったんだけど、いまは月曜から金曜まで、しかも朝から夕方までイエスさまの勉強だよ。いい加減疲れるよね」

教室のうしろからKさんが愚痴っているのがよくきこえたものです。

一方、当時のぼくは周囲から優等生と見られていて、「将来聖職に就くのは当然のひと」と思われていました。

ところが神は、人間を適材適所に配する名手です。ぼくは聖職者にはならずに、きぼうのいえというホスピスの館長となり、Kさんは、神に一生を捧げる修道女《シスター》となりました。シスターとして神に奉仕しながら、畑を耕し、施設で老人の世話をする日々を送りはじめたのです。

その後ふとしたきっかけから、Kさんはきぼうのいえのフルタイムスタッフとして働くことになり、大学で神学を学んで十数年も経って、ぼくと同じ場所で生きることになったのです。

Kさんはとにかく明るいのです。いつも豪快な笑い声がきこえてきます。そして入居者のために祈ることを忘れません。ぼくたちスタッフに「自然体で働きながら祈ること」を教えてくれたのもKさんです。ある入居者のおばあさんと仲よくなって、そのおばあさんがもうすぐ天国に召されるというときには、幾晩も一緒の布団にもぐりこんで看病していました。いそがしさにとりまぎれて、ぼくが祈ることを忘れそうになったときには、「神さま、たすけてください！　たすけてください！　ってずっと祈っていれば、絶対神さまはよくとり計らってくれるよ！」と励ましてくれました。

そんなＫさんは、彼女が所属する修道会の国際会議に出て、そのまま本部に残ることになって、フランスへ旅立っていきました。その直前に、Ｋさんはぼくにいいました。

「わたし、きぼうのいえにいたことを一生忘れないから……」

Ｋさんは祈りの塊のようなひとです。Ｋさんとぼくの信仰の絆は、一生途切れることはないでしょう。

いのちを前にして、すべての宗教がめざすところはひとつ

この本ではキリスト教についてもかなり触れていますが、きぼうのいえは、設立の経緯からキリスト教色が強く出ているとはいえ、キリスト教団体が運営しているのではありま

せん。マザー・テレサがインドで「死を待つ人の家」を運営しながらも、入所者の宗教は問わず、葬儀もそれぞれの宗教でみとっていたのと同じ精神で運営されています。

きぼうのいえには現在ふたりの仏教僧が関わっています。ひとりは浄土宗のUさん、もうひとりは、もとはといえば浄土宗ですが、のちに密教の行もはじめたYさんです。

ふたりの僧侶は、きぼうのいえの年中行事のひとつ、お盆の施餓鬼供養も執り行ってくれます。この行事には入居者も多く参加するのですが、まさか山谷に来て先祖供養ができるとは思わなかったと喜ぶひとが多いのです。どうも山谷に来たら悲惨な人生が待っているという先入観があるらしいのですが、きちんとご先祖さまを敬って、極楽浄土を思い、祖先の平安を祈ることで、じぶんのアイデンティティを見つめなおし、それが本人にも平安をもたらしているような気がします。ご先祖さまとのつながりを確認することで、じぶんは決して根無し草ではなく、歴史の一員であり、まわりのひとびとときずなで結びついていることを、あらためて知るのだと思うのです。

参列者たちはきぼうのいえの礼拝堂の正面にある十字架にむかって座ります。ふたりの僧侶はその前に立って、参列者たちにむかって祈ります。

「イエスさま、わたしは僧侶としてお経を読むことしかできません。なので、これから読経をあなたにお捧げします」

　こう宣言して、

「南無阿弥陀仏、南無阿弥陀仏……」

と念仏を唱え、お経をあげます。そのあとで参加者にむかって、

「みなさまそれぞれにご信心はございましょうが、ここは逝去者の安寧を祈って声を合わせてお祈りください。南無阿弥陀仏、南無阿弥陀仏……」

と念仏をお唱えします。そして最後に、

「イエスさま、わたしたちとすべての逝去者のために祈ってください」

と嘆願して、施餓鬼供養を閉じるのです。

　ぼくは一〇回以上この供養に参加していますが、ふしぎなことに違和感を感じたことは一度もありません。むしろインドに滞在中、ひとの生業といのちのすべてを呑みこんでいく大河ガンジスを眼前にして、その神秘に触れたときのような崇高な思いにとらわれるのです。

　講演会などに呼ばれて、きぼうのいえについて説明するとき、終わりのほうで宗教多元主義についても簡単に説明するので、いつも一枚の特別なスライドを用意します。それは

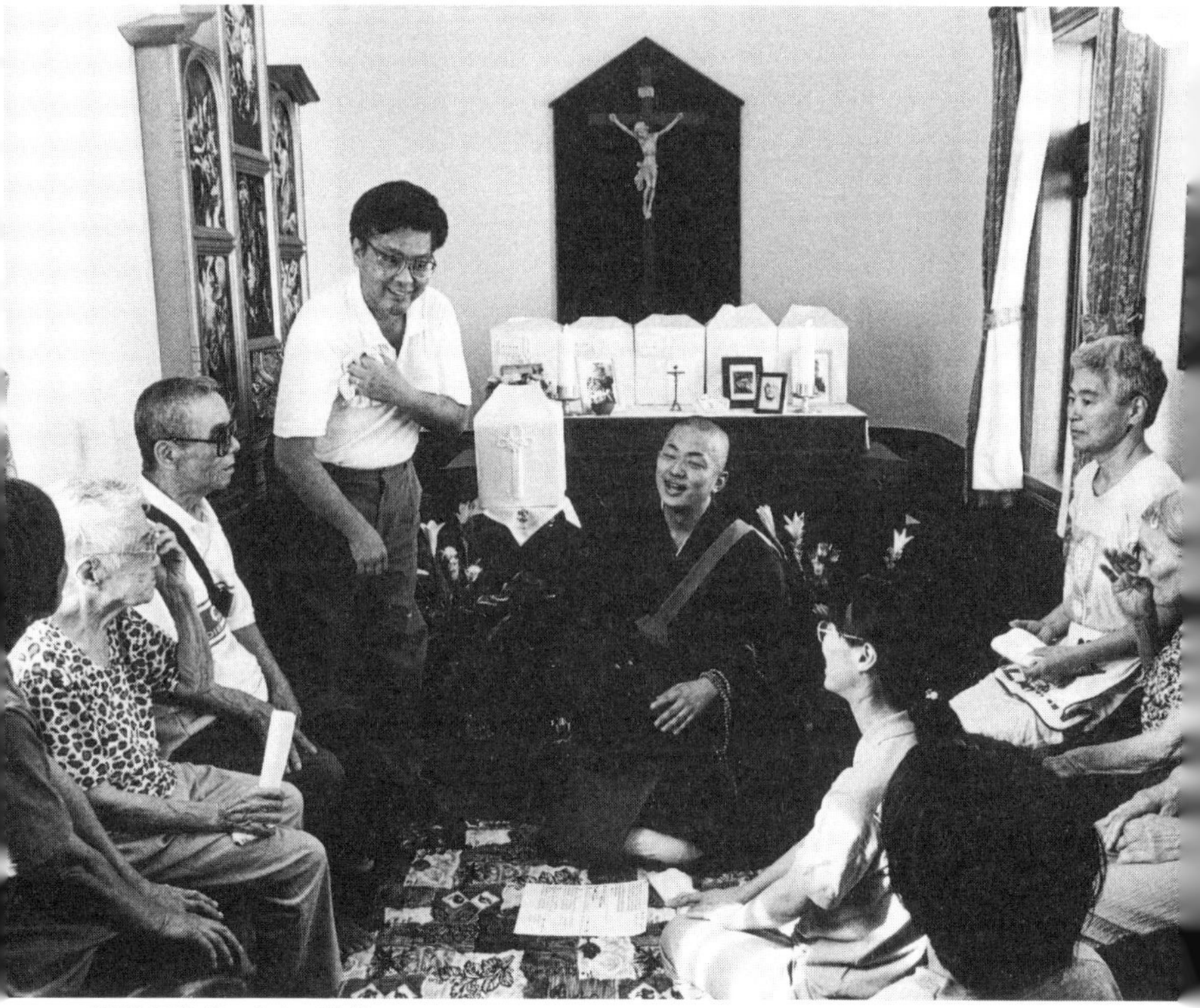

施餓鬼供養のあとの談笑

十字架とお経を二重写しにした写真で、脇のあたりに「いのちを前にして、すべての宗教が目指す所は一つである」と書いたスライドです。

ぼく自身はキリスト教徒ですが、仏教徒と話をするときもなんのわだかまりもありません。大切なことは、ぼくたちのどこが違うかをあげつらうことではなく、なにおいて一致しているかを真摯に追究することではないでしょうか。それがきぼうのいえというホスピスの霊性のありかただと信じています。

ある大司教の訪問

きぼうのいえにはいろんなお客さまがこられますが、特に印象深かったのが、カトリックのヨゼフ・ピタウ大司教です。大司教は上智大学の学長を八年間務められたあと、バチカンでグレゴリアン大学総長やバチカン教育省局長を歴任され、ふたたび来日されたのですが、ある日、新聞に掲載されたきぼうのいえの記事を修道院で読んで、

「わが校の卒業生がこうして社会で働いているのはとても嬉しい。ぜひ一度行って、こ

の目で見てみたい」

とおっしゃったので、訪問が実現したのでした。

カトリックでは司教以上の高位の聖職者になると、じぶんの紋章をもつことができます。ヨセフ・ピタウ大司教もやはりじぶんの紋章をもっていて、そこにはあることばが記されています。それは、イエズス会の創始者・聖イグナチオのことばで、「すべてにおいて愛し、仕えること」という意味のラテン語です。

きぼうのいえにいらっしゃったピタウ大司教は、ここで旅立っていったひとたちの天国での平安を祈るために「死者のためのミサ《レクイエム》」をあげてくださいました。つづいて入居者の部屋を訪問して、ひとりひとりの手を握ったあと祝福を授けてくれ、帰りぎわにはぼくの手を握りしめて、

「カトリック教会の名においてあなたに感謝し、神のご加護があるように祈ります」

とまでいってくれたのです。

そんなピタウ大司教は二〇一四年に東京のロヨラ・ハウスでご逝去されました。

ピタウ大司教の紋章にも刻まれていた「愛」ということば、ぼくはこの「愛」ということばを、なんの臆面も恥じらいもなく堂々と使うことのできるひとたちを生涯尊敬するで

しょう。

ぼくは一時期レデンプトール会のお世話になっていたことがあるのですが、同会の神父で倫理神学を講じていたY神父は、堂々とした恰幅のよいひとでした。どう見ても神父というより大会社の社長という風格です。しかし口をひらくと、お金の話なんかいっさいしなくて、講義の最中であっても何度も、

「……そうなんです！　大切なものはなんといっても『愛』なのです！」

と、くりかえし学生にいいきかせるのでした。

世の中はとかく世知辛く、会社で「人間、愛です」なんていった日には、ふふんと鼻で笑われるか、「いい年をして……」と呆れられるのが関の山かもしれません。どこぞのブラック企業のように、「三六五日、二四時間働け！」とか「人を押しのけてでも上にあがれ！」と教える場所もたくさんあるでしょう。

ぼくはそんな世界にはいっさい与することなく、ピタウ大司教やY神父のように、いくつになっても「人間、愛です」と臆面もなくいいつづけることができるだけのパッション（情熱）をもちつづけたいと願っているのです。

バーンアウトについての考察

福祉職・医療職に就いた若者が、同窓会などでかつての同級生に再会し、おたがいの現在の環境の話になると、ほかのみんながふつうの大学を出て、ふつうのサラリーマンやOLになり、休みの日には青山や六本木、表参道あたりでデートを楽しんでいるのに、福祉や医療の仕事についたじぶんは、不規則なシフト制でデートの約束もままならず、いや、その前に恋人をつくることもできなくて、しかも勤務する病室にはいつも死を間近にしたひとが多くいる、その落差に愕然とすることがあります。そんなとき、

「来る日も来る日も死臭がただようような場所にいて、死を控えた患者さんの汚物の処理ばかりしなければならないなんて……」

と思ってしまったら、遅かれ早かれ、燃え尽き症候群、いわゆるバーンアウトに陥ってしまうのは目に見えているのではないでしょうか？

現在、医療・看護・介護教育の専門職の養成プログラムは、人間を生物的・科学的な見

地、いわばサイエンティストの視点で見たものになっていて、「死生観」について深く考察するといった哲学的・人間論的な視点が乏しいように感じます。しかし福祉職や医療職が「タンパク質という名の有機化合物の最終処理場ではたらく人間」にすぎないとしたら、緩和ケア病棟や施設ホスピスなどのスタッフが、仕事をつづけるモチベーションを保つのは困難ではないでしょうか。

人間にはどうしても精神的ないしスピリチュアルな見方が必要だと思います。それがあってはじめて、死にむかいあっている患者さんの苦しみを理解し、

「一緒に考えましょう」

といえるだけの環境も整備できるようになってくると思うのです。

ぼくがきぼうのいえを十数年運営してきて少し誇りに思うのは、基本的に、スタッフにバーンアウトがないということです。

「ホームレスのホスピスなんかやっていると、さぞやストレスが溜まるでしょう」

講演会の質疑応答などでよくそうきかれますが、決してそんなことはありません。

そういえば、ぼくが神学部で学んでいたころ、カトリック教会の告解（ゆるしの秘跡）について、修道院の仲間と議論になったことがありました。ある神父が信者にこういわれ

たというのです。

「神父さま、懺悔の部屋に一日中こもって、信者の犯した罪の告白をきいているなんて、まるでゴミ箱同然ではありませんか？　いやにならないのですか？」

その神父は目を白黒させていったそうです。

「信者が懺悔の部屋に入ってきます。かれらはじぶんの犯した罪を、わたしに懺悔します。わたしはいいます、『父と子と聖霊の御名によってあなたの罪を赦します。ついては、主の祈りと天使祝詞（聖母マリアへの祈り）をそれぞれ一〇回唱えてください』。その瞬間、信者の顔に罪が赦されたことへの喜びが現れ、光りかがやいて、懺悔の部屋を飛びだしていくのです。その光景を見ることはわたしにとって無上の喜びです。なぜひとが神さまに罪を告白して、赦しを受け、勇気をもらって立ち戻る瞬間がゴミ箱なのですか？　こんな場面に立ち会えて、わたしは最高の幸せ者です」

やはりものごとは、考えかた、とらえかたひとつで大きく変わるものなのです。

呼ばれたひとびと

いまから六年ほど前のことですが、あるフリーライターがきぼうのいえを訪問して、ここで働くひとと入居者についての本を出版したいという話になったことがあります。それで、どんな内容にするか話しあっていたときにこころに浮かんだのは、ここではたらくひとにせよ、入居者にせよ、みんな「ある必然性」をもってここにいるということです。

それはどうしてもきぼうのいえではたらきたいという気持ちのこともあれば、きぼうのいえしか入居を受け入れてくれる施設が見つからなかったという場合もありますが、いずれにせよ、そこにはここを「生きる場所」として選んだ必然性があるのです。

ですから、それぞれのひとがじぶんの役割を果たしおえると、あるひとは天へ旅立ち、まだこの世で果たすべき仕事のあるひとは、そこへとすみやかに去ってゆくのです。

ということは、きぼうのいえに来るひとは、なにか目には見えないものによって「呼ばれて」いるのではないか。それをコンセプトにして出版しようというので話は進んでいったのです。

残念なことにもろもろの事情から出版にこぎつけることはできず、この企画はついえてしまったのですが、「ぼくたちはなにか大きな力によって、きぼうのいえに呼び集められている」ことは疑いないと思うようになりました。

キリスト教では、聖職者になることや天職に就くことを「召し」や「召しだし」とか「召命」といいます。英語ですと「コーリング」「デボーション」「ボケーション」などと呼ぶものです。ぼくはきぼうのいえに呼ばれたひとびとも、まさにそれなのだと思えてならないのです。

単純さのなかに描かれる世界の豊かさ

きぼうのいえには「パストラル・ハープ」といって、ハープの音色と歌声によって入居者に死の準備をしてもらうというセッションがあります。フルオーケストラの迫力や重厚さとは違って、とても単純で素朴です。

きぼうのいえのスタッフのひとりがそのセッションをきいていいました。

「パストラル・ハープはまるで水墨画のようですね。どんな豊かな色彩をもってしても描ききれない世界を、ただ白の下地と黒墨の濃淡だけで表現してしまうのですから」

ぼくは膝を打つ思いでした。

たとえば日本の「能」も、舞台奥に描かれた松のみを背景とし、音楽も大げさな装飾に富んだものではなく、ただひとの声と単純な音色だけで世界を描くものです。西洋には「グレゴリオ聖歌」があります。この伝統的なキリスト教音楽は、単旋律のみで信仰がこころ深く染み入るように表現していくのです。近年では、フランスのエキュメニカル修道院「テゼ共同体」の祈りも、非常に単純な祈りの旋律をくりかえし行うことで、参加者を深い祈りの世界へと誘導していきます。カトリックの伝統には「ロザリオの祈り」もあります。これは「主の祈り」と「天使祝詞」をゆっくりくりかえし唱えることで瞑想するものです。とかくエンターテインメント的な派手で色彩豊かなものを志向しがちな現代社会ですが、白と黒の単純な組みあわせで描きだされる芸術にひたって、存在の原点に戻る機会をおつくりになってみてはいかがでしょうか？

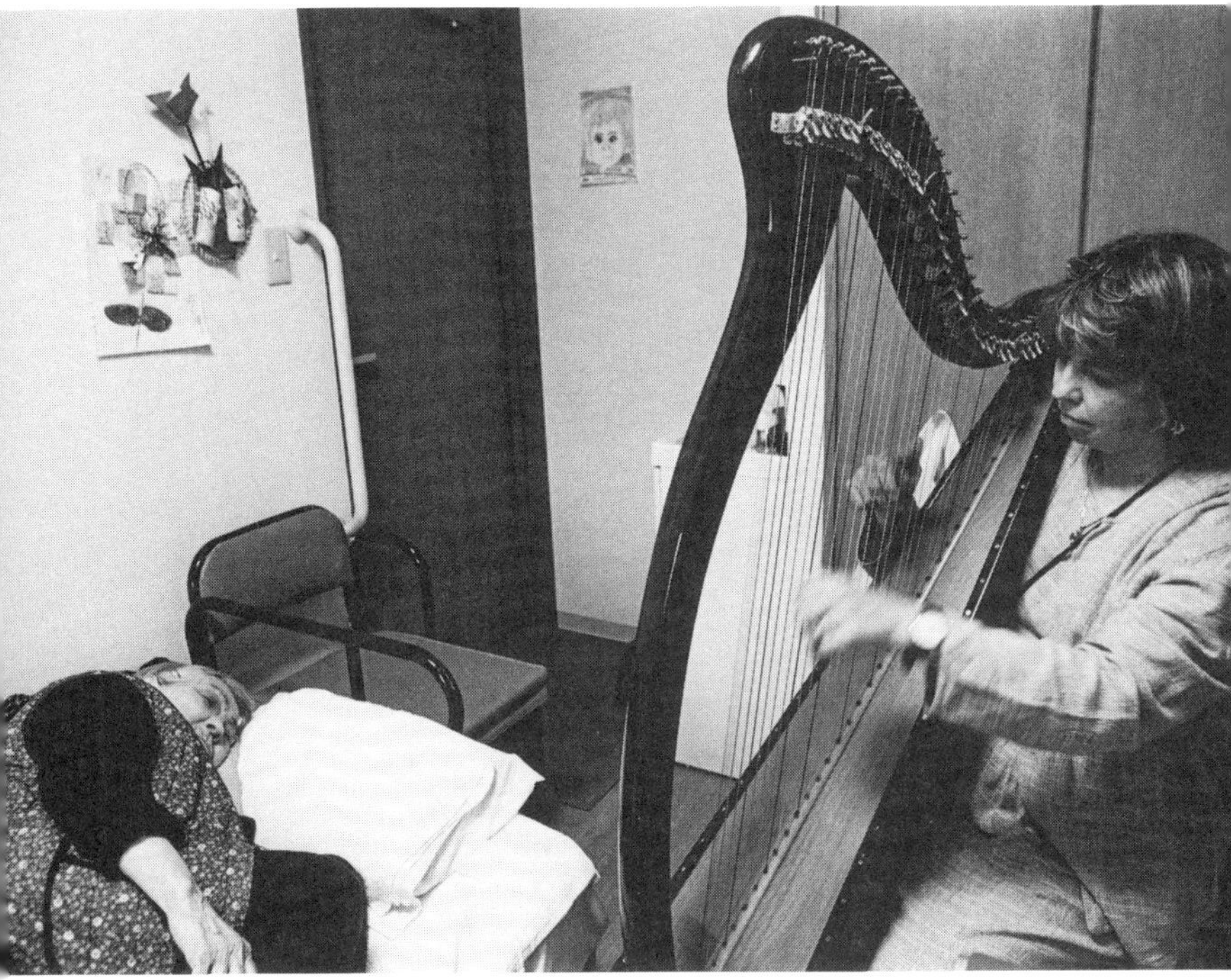

パストラル・ハープの癒やし

きぼうのいえのスライム理論

ホスピスではたらくひとや在宅の訪問看護師に就くひとには、以前勤めていた職場では「なじみにくい性格」だとか「特定の患者さんへの思いこみが強い」などといわれて、仕事に限界を感じてきたひとがたくさんいるといわれます。きぼうのいえではたらいているある看護師さんも、巨大な総合病院の消化器内科で、夜勤専門の看護師をしていて限界を感じたひとりですし、別のスタッフも元・介護施設の職員で、「要領が悪い」といった否定的な評価に苦しんできたのです。

しかし、そういうひとにかぎって、きぼうのいえでは「水を得た魚」のようにいきいきとはたらき、入居者との関わりにも喜びを感じているひとが多いようです。一般の医療機関はその施設の秩序や規律のために、どうしても職員を型にはめる教育指導をしがちで、それはしかたのないことですが、きぼうのいえでは、本人の天分や能力をリミットなく自由闊達に発揮してもらうことができるからだと思っています。

そこでこの節のタイトルであるスライム理論なのですが、スライムとは本来、どろどろぬるぬるした物質を大ざっぱに指すことばで、粘土や泥といった無機物から、生物の分泌する粘液、あるいはそれらの複合体など、実にさまざまなものがスライムと呼ばれます。きぼうのいえにおけるスライム理論とは、これまでの介護施設が管理や規律によって施設を運営しようとするため、どうしても患者さんを縛ろうとするのに対して、きぼうのいえでは、入居者のライフスタイルや身の丈に応じて、ぼくたちのほうが、変幻自在、縦横無尽にかたちを変えて合わせていくことを目的とした理論なのです。

医療・看護・介護の現場では、いったいだれが主人公であるべきかを、ぼくたちはもう一度考えなおし、反省する必要があるのではないかと思っています。かつて半官半民の社会福祉事業団とか財団法人××病院のような組織で医療や福祉の仕事に就いていたひとのなかには、硬直した官僚的組織のなかで煩悶し、息苦しい思いをしてきたひとが多いわけですが、そういうひとがきぼうのいえで希望を見いだせるのは、スライム理論のおかげだと思います。かれらは一様に、これまでの組織のなかでは、しなやかな動きや柔軟な考えかたができなかったというのです。「スライム理論」こそ、これからの社会福祉組織には必要不可欠なのではないでしょうか。

ホスピスのボランティアの苦悩

あるとき、ぼくに一本の電話がかかってきました。

「わたしたちはホスピスでボランティアをしているんですが、ご相談したいことがあるんです。おうかがいしてもいいですか」

「どうぞ、どうぞ」

ぼくがそう答えると、しばらくして三人の女性がおいでになりました。たいへん思いつめた表情で、ぼくの意見をききたいというのです。

ひとりのボランティアさんは、ナースステーションの許可を得ずに病室に入って、患者さんの手紙を代筆してあげたところ、師長に呼ばれて、ひどく叱責されたといいます。

「あなたはボランティアなのだから、患者さんのプライバシーに触れてはいけません」

それが師長のいいぶんです。

実は、このボランティアさんのお姉さんは、そのホスピスでお亡くなりになったそうで、亡くなる間際に彼女に次のようにいいました。

「あなたはこころのやさしい、よく気のつく子だから、わたしをみとったら、ここでボランティアをして、患者さんによくしてあげてね」

そのお姉さんのことばをいつもこころにいだいて、できるかぎりのことを患者さんにしてあげようと思った結果、きびしく叱られたので、ショックが大きかったのでしょう。

一緒に来られた僧侶の資格をもつボランティアさんは、患者さんから、

「仏教では、死後のいのちについてどう教えているかきかせてください」

とせがまれたので、じぶんの知っていることや信じているところを、できるだけ平易に、客観的に説明したところ、こんどは主治医に呼ばれたといいます。

主治医は彼女に刺すように鋭い一瞥を加えるなり、こういいました。

「あなたは自己実現のために、このホスピスでボランティアをしているのか！」

そのあまりにとげとげしい物言いにびっくりして、返すことばが見つからなかったらしいのです。ぼくの考えを教えてほしいというのでした。

きぼうのいえのように入居者がみんな元ホームレスで身寄りのいない場合と、患者さんに家族がいらっしゃるホスピスでは、患者さんとの距離のとりかたがちがってきます。な

ので、「あくまでも参考意見ですが」と、まえおきしていいました。

「まず、自己実現さえも求めることができないようなボランティアは、逆にホスピスという、人間が生から死へと移行する深淵な場面に立ち会う場に来てはならないのではないでしょうか？」

そして、ぼくはひとつ条件をつけました。

「患者さんの求めていることと、あなたの自己実現の内容が、ベクトルの長さも方向性もがっちりと噛みあって、どちらにとっても意味があって成長を与えると確信したら、あなたはその医師にこう宣言するのがほんとうはいいんです。『そうです、わたしは自己実現のためにもここに来ているんです。それは人間のなすべき行為として正当なものです』と」

そこまでいって、こうたずねました。

「でも、もしほんとうにそういったらどうなりますか？」

三人の女性の返事はみんなおなじでした。

「ボランティア失格で、即刻出入り禁止になるでしょうね」

正直にいえば、現在の緩和ケアの現場で、ボランティアをほんとうの意味で実践的な戦力(このことばのニュアンスもむずかしいのですが)と考えている医療者は、あんまり多くないのではないか、と思うことがよくあります。お茶を運ぶとか、お花に水をあげる、あるいは移動図書の貸出業務、そんな無難な部分は任せてもいいけれど、ちょっとこみいったことは、ボランティアには触れてもらいたくない。もしなにかあったら責任の所在が問われ、その矛先はボランティアを導入した医療者にむかってくるからで、そういう本音がボランティアへのきつい態度の背後にある、とにらんでいるしだいです。ホスピスにおけるボランティアの位置づけのむずかしさです。

しかしぼくは、家族がいる患者さんのホスピスでは、ボランティアにしかできない独特の役割があるとつねづね考えています。

患者さんには医療者はもちろんのこと、家族にも、いや、家族だからこそいえない秘めたる事実がある場合があります。そして、その事実こそがそのひとの本質や人生の意味に関係していることがあるのです。

たとえば、患者さんが家族に内緒で街金融から借金をし、返済ができずに任意整理をしていて、死後、その事実が発覚することへの心配があるとか、患者が男性だとして、妻とは別に愛人がいて、実は隠し子までいる、といったことは、みなさんが思う以上によくあります。万が一そういうことがあるならば、ボランティアこそ、カトリック教会における聴罪司祭のような役割を果たしうるのではないかと思うわけです。

また別の役割もあります。

きぼうのいえでは、ボランティア希望者にこんなお願いをしてます。

「あなたのスペシャルフレンドをつくってください」

公平・公正・平等を謳う医療機関のありかたとして、これはおかしいとお感じになるかもしれません。その気持ちはぼくも理解できます。

しかし、たとえば一般の家族のなかでも公平・公正・平等の原理が成立しているかといえば、そんなことはありません。母親と長男の折りあいが悪かったり、父と娘が対立していたりするし、兄弟仲もよかったり悪かったり、兄とはうまくいっても妹とはダメなんて、よくあることでしょう。だから、あまり四角四面に考えないほうが、自然な人間関係がつくれるので、入居者のかたにとっても心地よいのです。

さらにいえば、きぼうのいえの入居者もたいへんよくひとを見ています。

「入居者のかたは公平に扱わなくてはいけないのではないですか」

と、いぶかしがるボランティア希望者に、

「いや、あまり気にしないでください。あなたが選ばなくても、入居者さんのほうでさっさと選んでいて、『このボランティアはきらい。こっちのひとなら本音で話せる』とか『好き、きらい、気に食わん』とか思っていますから」

というと、たいてい「あ、そうか」という顔をするものです。

ホスピスにおけるボランティアに、正しい見識をもち、本質を見抜くちからをつけるような養成プログラムが必要なのはたしかだと思います。ただ、その基本さえしっかり確立すれば、無限の可能性がひらけているると考えているのです。

代表が大バカだからです！

ここでぼく自身のことを少し話してもいいでしょうか。

ぼくはきぼうのいえのスタッフのなかで、いちばん死を怖がっていることを告白しなければなりません。若いころは死が怖いので、死からいちばん遠そうだと思った場所——なぜそう思ったのかじぶんでもわかりませんが、銀座や表参道――でコーヒーを飲みながら読書をしたりして、ひがな一日をすごしたことさえあります。

しかし死からの逃避行にもだんだん限界を感じて、こんどは正面突破できないかと思いはじめました。哲学を研究することにしたのです。ぼくの課題は、かっこよくいえば「ひとはどこから来てどこにいくのか」というものでした。しかし人間理性の産物である哲学の論理性にも限界はあります。

行きづまったぼくはキリスト教の信仰に救いを求めました。そこでイエスと出会い、ぼくはようやく慰めと安心を得たのでした。そして、その恐ろしい死とあらためて正面からむきあおうと決心し、山谷に貧しいひとのためのみとりの施設をつくりました。貧困にあって心身の苦しみにあえぐひとのため、神が入居者に癒しと救いを示してくださるとともに、ぼく自身の「死への恐怖症」を神に治療していただく場――それがきぼうのいえなのです。

ぼくのじぶん語りはこれで十分でしょう。しかし、ぼくの決心は決心として、社会はそう簡単に理解してくれるものではありません。

きぼうのいえの事務局長がＮＰＯ法人の申請に東京都庁へ行ったときのことです。都の担当者はきぼうのいえの定款を一読して、きびしい口調でいいました。

「なんであなたたち民間人がこんな仕事をしなければならんのですか？　生活保護でも救えないひとをどうするかって、本来は国がするべき仕事でしょ？　民間の第三者がするってのはどういうことですか？　しかも銀行から借金までして！」

事務局長はそのとおりだと思いましたが、とはいえじぶんもきぼうのいえで働いて生活の糧を得ているわけで、どう返答したらよいか迷ってしまいました。しばらくの沈黙ののち、事務局長の顔がぱっと明るくなりました。いい答えをみつけたらしいのです。

「わかりました！　わたしたちがそうしているのは、代表が大バカだからです！」

みんな一瞬沈黙し、一拍おいて大爆笑になったそうです。

「ああ！　大バカなんですか！　それじゃあ、しょうがないですね！」

徹底して愚かであればあるほど、神はぼくたちを愛してくれるのかもしれません。そんなことを思った、きぼうのいえの黎明期の出来事でした。神に感謝！

救命救急とターミナルケア

　きぼうのいえの入居者が、呼吸が苦しくなって、じぶんの携帯で救急車を呼んで病院に搬送されたことがあります。付き添いで一緒に病院へ行ったぼくは、集中治療室（ＩＣＵ）でかれののどに穴が開けられる現場を目撃したのです。かれの目がギョロリとぼくを見たときに、かれが「もう殺してくれ」といっているように思われてなりませんでした。

「こんな苦しいことになるのならば、早く終わらせてもらったほうがよかった」

「しまった、しくじった」

かれの顔に、そんなことをいいたげな表情が浮かんでいました。

やがてぼくが治療室の外へ出されたとき、担当の医師はこういいました。

「わたしは、あなたたちがやっていることの意味にも価値にも興味はありません……」

　こういう物言いには慣れっこなので、ぼくは軽くきき流しつつ、医師のようすを見ていました。ふるまいは実に堂々としていて、おそらくは先端医療に強い誇りをもち、「これを切り抜けて、いのちをながらえさせれば、おれたちの勝ちだ」と態度で語っているようでした。

けれども、しばらくたち、患者のからだにつながった心電図モニターの波形も徐々に弱まっていって、とうとう水平になったとき、ドクターはさきほどとは変わって打ちひしがれたようすで、ぼくにむかっていいました。

「すべてを尽くしましたが、患者さんのいのちを救うことはできませんでした。たいへん申しわけございません！」

その医師にとって死は敗北でしかないようでした。たしかに、生きながらえさせることが勝ちであるならば、死は敗北以外のなにものでもないでしょう。

しかし、ぼくにとって死は別に敗北ではありません。むしろ死はお祝いだとさえいえるでしょう。からだから卒業することなのですから、「コングラチュレーションズ」というべきではないでしょうか。

「だから、敗北とは思わないでください」

と医師に声をかけたかったのですが、口にするタイミングを逃してしまいました。

結婚式場の礼拝堂は本物か？

友人や知人の結婚式のためにキリスト教の礼拝堂に行ったことはありますか？　ぼくは何回か行ったことがありますが、いつもものの足りないと感じます。なにか大事なものが欠けていて、一種の空虚感があるからです。

「結婚式教会」ということばもあるそうですが、結婚式用の礼拝堂は多くは商業ベースで建築されたもので、名前はたいへん立派なのに、ひとが祈った痕跡がまったくありません。一方、由緒正しい礼拝堂に行くと、有名無名を問わず、扉をひらいた瞬間から、長い年月のあいだひとが祈りを捧げ、神に望みを託したという歴史が匂いたち、いわば「祈りの充満」を感じさせるものです。

きぼうのいえも開設から十数年が経ちました。最初は小ぎれいでしたが、なにかもの足りないと思っていました。歳月がたって、二〇〇人を超えるひとびとをみとり、葬送の式を重ねていくにつれ、廊下の壁からも床からも、なんともいえぬけはいがにじみだし、礼拝堂の空気もひとの祈りの痕跡に満たされるようになりました。
きぼうのいえの礼拝堂は「聖家族礼拝堂」といいます。一歩なかに入ると、長年にわたって灯されてきた蝋燭や線香の匂いが複雑に絡みあいながら鼻孔をくすぐり、正面のイエス像に正対すると、なんとなく厳かな気持ちになってきます。これこそ、ひとが祈る場所になっている証拠だとぼくは思います。

ひとびとが喜び、悲しみ、神への告白や懺悔を口にしながら祈りを捧げるとき、礼拝堂の壁や床が、そして正面のイエス像がそれをききとどけます。ひとの祈りには精神の波動といったものがあって、それが礼拝堂に染みこんで聖なるものへと醸成されていくのかもしれない。これはぼくの妄想にすぎませんが、なかばそう信じてもいます。ぼくはそういう雰囲気や空気を「沈黙の充満」とか「祈りの充満」といったことばで表現したいのです。

もちろんこれはキリスト教の専売特許ではありません。仏教でも神道でもヒンドゥー教でも、ひとが真摯に祈りを捧げた場所ならば必ず現れる現象だと思います。こうした場所でこそ、ひとは結婚のような生涯をかけた誓いができ、新しい門出を迎えることができると思うのです。

「祈るなんてばかばかしい」

そういって笑い飛ばすことは簡単です。しかしぼくは、生きもののなかで唯一祈ることのできる人間という生物として、祈りの場所を大切にしたいと思うのです。

「ご大切」ということ

フランシスコ・ザビエルが日本にはじめてキリスト教を伝えた当時、「愛」ということばはあまり一般的ではなく、かわりに「ご大切」ということばが使われたといいます。聖書学者でもあり、大阪のあいりん地区で活動されている本田哲郎神父の訳された聖書では、新共同訳で「世にいる弟子たちを愛して、この上なく愛し抜かれた」（ヨハネによる福音書13・1）とあるところが、「自分の仲間たちを、この上なく大切に思い、徹底して大切に関わった」とされています。

日本人にとって「愛」ということばは照れくさいし、異性愛も人類愛も友愛もみんな愛であって、いくつかの異なる関係性を含んでしまうので、用いかたに注意が必要なのかもしれません。しかし、そんな「愛」や「ご大切」のこころ、あるいは「大慈悲」のこころ

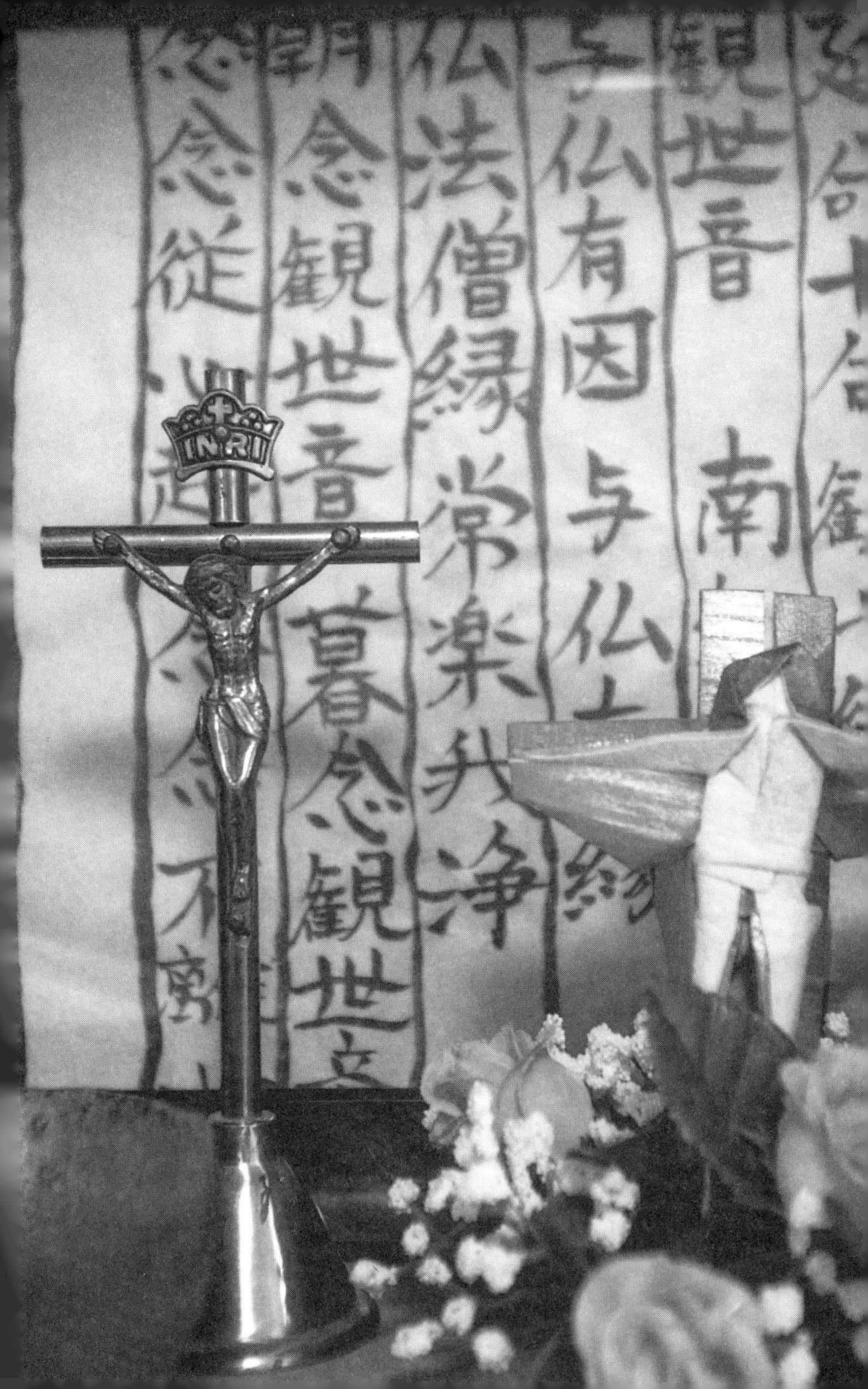

観世音
仏有因与仏
仏法僧縁常楽我浄
念観世音暮念観世
INRI

こそが、きぼうのいえの稼動燃料なのだとぼくは思っているのです。

いまだから告白できるのですが、東日本大震災が発生してから、きぼうのいえへの会費や寄付金は激減し、存続の危機がつづきました。

そもそもきぼうのいえは設立当初からたいへんな赤字を出しながら運営されていて、一日の赤字が一〇万円！　年間にすると三六五〇万円ということになります。

「これでは、きぼうのいえじゃなくて、むぼうのいえだ！」

まわりのひとから揶揄され、すぐつぶれるから見ておこうぜ、と嘲笑されつづけながらも、なんとか生きながらえているのですから、寄付金減少のダメージはたいへん大きかったのです。

その余波は現在もつづいています。

しかしその原因は、きぼうのいえを支えくださっているみなさまの「ご大切」のこころが、義援金というかたちとなって、より緊急性が高く危機的な状況にある東北地方の被災者のかたがたにむけられたということですから、すばらしい愛のわざであって、敬服すべきことなのです。一部には、

「うちにくるはずの寄附が義援金になって東北に行ってしまった」

と考えるNPO関係者もいると仄聞しましたし、恥ずかしながらぼく自身も、そんな思いをいだいたことがないとはいいません。

けれどもそんな考えは、経済の規模には限界があって、いわば限られたパイをそれぞれの大義名分のもとで奪いあうというゼロサム・ゲームを前提にしたものです。それは資本主義の自由競争のひとつの側面かもしれませんが、ほんものの「ご大切のこころ」はそうであってはならないと思うのです。

ぼくたちが手放さなければならない、最後の偏見や誤解は、「愛」の量に限りがあるという考えではないでしょうか。だから「愛」という大義名分に名を借りた金銭の争奪戦がはじまります。でも、愛を資本主義のような「俗世」の目で見てはいけないのです。

愛はすべての物質的な限界を超え、この宇宙の果てをも超えて、無限に満ちみちているのではないでしょうか。そのくらいの考えをもつことができて、ぼくたちはようやく、金銭の争奪者から、「愛（ご大切）の探求者」、「愛（ご大切）の提供者」へと変貌できるのではないでしょうか。

「愛」ということばをくりかえし強調するのは、日本語では気恥ずかしいかもしれませんが、強調しすぎることはないと思っています。無限にひろがる愛の存在を信じ、人間の世界にほんものの愛が到来することを信じて、きぼうのいえは存続していくのだと思います。

無償の愛の実践は人間にとって可能か？

ぼくは「無償の愛」ということばをしばしば使います。ぼくももう五〇歳をすぎ、キリスト教の洗礼を受けて三〇年以上、NPO人生も二五年を超えています。そのなかでつねに教えられてきたのが無償の愛の実践ということでした。

それが人間にとっての究極的な生きかたであることを認めるのに、なんの抵抗もありません。理屈だけではなく、直観的にもわかっているつもりです。しかし「無償の愛をほんとうに実践できるのか？」ということは、ぼくにとってずっと大きな疑問でした。

ぼくはクリスチャンであり、イエス・キリストが人類の救済者であることを信じています。そう宣言したうえであえていいたいのです。

その答えは「否」である、と。

たったのです。たとえじぶんを罵倒するひとであっても、その「存在そのものを肯定する」ことの意味を知ったといえるかもしれません。

無償の愛そのものは不可能でも、無償の愛に生きようとすることはできるのです。その努力は、どれほどの賞賛を浴びても足りることはないと思います。

さてここで、きぼうのいえの名誉のために、ひとこと申し添えなくてはなりません。

実は、きぼうのいえの食事はとてもおいしいのです。けっして「こんなものが食えるか！」というものではありません。山谷のドヤにはもちろん食事なんかついていませんから、きぼうのいえをホテルかなにかとかんちがいするひとさえいるくらいです。

このあいだ、新しい入居者が携帯電話で友人に電話をしていました。

「おれ、今日からワンルームでよう！」

と誇らしげに話しているのです。それから厨房のスタッフにむかって、

「おれはほんとうは洋風の食事が好きなんだ、だから、あしたの朝から、飯と味噌汁じゃなくて、ホットコーヒーとトースト、あとスクランブルエッグで頼むぜ！」

といいはなったのでした。

ぼくはそのちょっと気どった物言いがおかしいやら感心するやらで、笑いをこらえるのに精いっぱいでした。でも、そう思ってもらえるだけの要素がきぼうのいえにあるのだと思うと、妙に嬉しい気持ちにもなったのでした。

ホスピスのパラドックス

きぼうのいえを建てるときに、まわりのひとからこういわれたことがあります。

「ホームレスのひとは生きることに絶望していて、死ぬほうがよいと考えているのではないですか？　そういうひとにていねいなホスピスケアをして、もし『もっと生きたい！』と思うようになってしまったら、余命が限られているひとに対して、かえって残酷なことになるのではないですか？」

ぼくは一瞬、考えこんでしまいました。

「そうかもしれないな。どうしたものだろう？」

自殺未遂を何度もくりかえし、建物から飛び降りたり、腹に包丁を突き立てたり、そんな希死念慮の塊だったようなひとが、末期がんになって病院で治療を受けると、早く治してきぼうのいえに帰りたい、とせがむようになったことがあります。強盗で刑務所に入っていたひとが、「自分は生きなおす」といってとても快活になったり、妹に乱暴して服役したひとが、花を愛するやさしい性格に変わって、部屋中がお花畑になったこともあります。

生活によってひとは変わるし、生きたいと思うようになるのはほんとうです。

でも、ぼくはすぐに気づきました。

そんな問いは的はずれなのです。誤解に基づいた問いなのです。

この問いの根底には、「死を間近にしたひとはまもなく無に帰してしまうのだから、希望をもっても意味がない」という一種唯物論的な考えがあります。しかし、いのちの最期のわずかな時間であっても、ほかのひとから愛され大切に扱われることは、すばらしいことではないでしょうか。「希望をもっても意味がない」なんて意見には同意しなくてもいいのです。

山谷のひとは、ちからによって他人を従わせることで、アイデンティティを得ている場合も多いです。公開処刑を行うことで権力を誇示する独裁国家の元首のようなものです。

しかし、ほんとうのアイデンティティは、「愛」を行使することによって他人から承認され尊敬されることにあるはずです。

だからぼくたちは、この世への絶望を断ち切って希望をもってもらえるように、ていねいで愛のこもったホスピスケアを行うことが、なによりも大切だと確信しているのです。

葬送

ぼくは死が怖いのです。ぼくだけでなく、たぶんみんな怖い。正直にいいます。入居者の個室を見舞ったとき、その吐息から死臭を感じたり、その顔に死相を見るとき、胸のなかがざわざわして、たとえようのない居心地の悪さを感じます。火葬場でこれまで二六〇人ほどを荼毘に付しましたが、遺体を炉に入れるとき、遺骨が目の前に出てくるとき、どうにも落ちつかないきぶんになってしまいます。

それなのに、ぼくは立ちむかわなくてはなりません。そんなときぼくの脳裡にはいつも、中世の戯画に描かれているような死神が登場します。骸骨のからだに巨大な鎌をもった死神は、眼窩の奥の目らしきものを光らせ、うすら笑いを浮かべてこういいます。

「これが人間のゆくすえだ。こんなすがたを目にしても、おまえは死後のいのちなんてものを信じるのかね?」

クリスチャンのぼくにとってきびしい問いかけです。のどもとに鎌の刃を押しつけられているようで、冷や汗が流れます。ぼくは恐怖に打ち克とうとして、じぶんにいいきかせます。

「目やにおいが示す死のすがたにだまされてはいけない。死の実相は見かけだけではわからない! 冷静になるんだ!」

しかし、ときがたって、

「ご収骨のお時間です」

という声に呼ばれていくと、係員が炉をひらいて台車をひっぱりだし、さきほどまで死に化粧をしてきれいだった遺体が、焼け崩れた骨となって出てきます。

「最後はこんなふうになってしまうのか……」

ぼくは落胆とも嘆息ともつかぬ気持ちを抑えることができません。

しかし、もしさまざまな想い出をともにつくってきたじぶんの愛するひとが、このようなすがたで目の前にさらされたら、正常な気持ちをたもてるとは思えません。きぼうのいえには二匹の猫が「癒やし猫」として飼われていて、ぼくもたいへん可愛がっていますが、この二匹の猫でさえ、もしどちらかが死んで焼け崩れた遺骨となって目の前に出てきたら、冷静でいられる自信はまったくありません。かならず号泣してしまうにちがいないのです。

入居者の死にむかうとき、ぼくの内心は冷静ではありませんが、それでも泣き崩れたりわめき散らすようなことはありません。はたから見れば、事務的に粛々と処理していると思われることでしょう。

「じぶんにとってはやはり他人だから、とりみださずにいられるのかも……」

そんなことさえ思ってしまって、自己嫌悪に陥ることもたびたびあります。

入居者のAさんが話しかけてきたのも、そんなときのことでした。

「きぼうのいえの建設がはじまったときは、またおれたちにゃ関係ねえ施設だろうなと思って、くそおもしろくもねえ、と思っていたんだ。そしたら飯場ではたらいてたころの先輩や現場監督が入っていくじゃねえか。そんで、スタッフやボランティアの肩を借りて、散歩やら買いものやらに出かけていくのを見てな、正直うらやましかったぜ。

そのうち、すがたが見えねえな、と思ったら死んでてさ、坊さんやらアーメンの先生やらが来て、祈ったり、歌ったり、花をたむけたり、そんできれいな白木の柩に入ってるのを見ちまったんだ。山谷の男はよ、遠巻きにしながらも、ちゃんと見てるんだよ。ここに入ったやつがどんな死にざまで葬られるかってことを、よ。

みんなが玄関先に並んで、合掌して、なげえクラクションの音がひびいて、おごそかに霊柩車が走りだして、車が角を曲がるまでおめえさんらがうやうやしく頭を垂れて見送っている。それを見たとき、『もしかしたらおれたちも、こんな幸せな最期を迎えることができるかもしれない』って、そう思ったら、『きぼうのいえ』が、おれらにとってほんとうの『希望の家』になったんだよ」

ぼくたちはけっして聖人君子ではありません。そのことを日々痛感させられます。だからこそAさんのことばは、ぼくに大きな慰めを与えてくれたのです。

最初の納骨

きぼうのいえが開設して最初の三年間は、天国に旅立ったかたのためのお墓がありませんでしたので、日本聖公会の谷中墓地に間借りして、そこにご遺骨を納めさせていただいていました。ぼくはひそかに心配していたことがありました。ひとつは、きぼうのいえの入居者は洗礼を受けていないということ、もうひとつは、ほとんど全員がホームレスであるということです。日本聖公会東京教区の墓地委員会がどんな対応をするか気にかかっていたのです。

キリスト教では、教派を問わず一一月が「死者の月」とか「逝去者礼拝を行う月」という位置づけで、納骨や墓前での礼拝が行われます。

最初の一一月がやってきました。はじめての納骨です。

ぼくは内心びくびくしながら、司式司祭である東京教区のU主教のところに行って耳打ちをしました。

「主教、きぼうのいえの入居者は、ほとんどのかたが洗礼を受けておりません。この墓地に納骨してもよろしいでしょうか？」

すると、主教はひとさし指を口もとにあてていいました。

「黙っていなさい！　そんなことでとやかくいう神ではない！　神はかならずお赦しになる！」

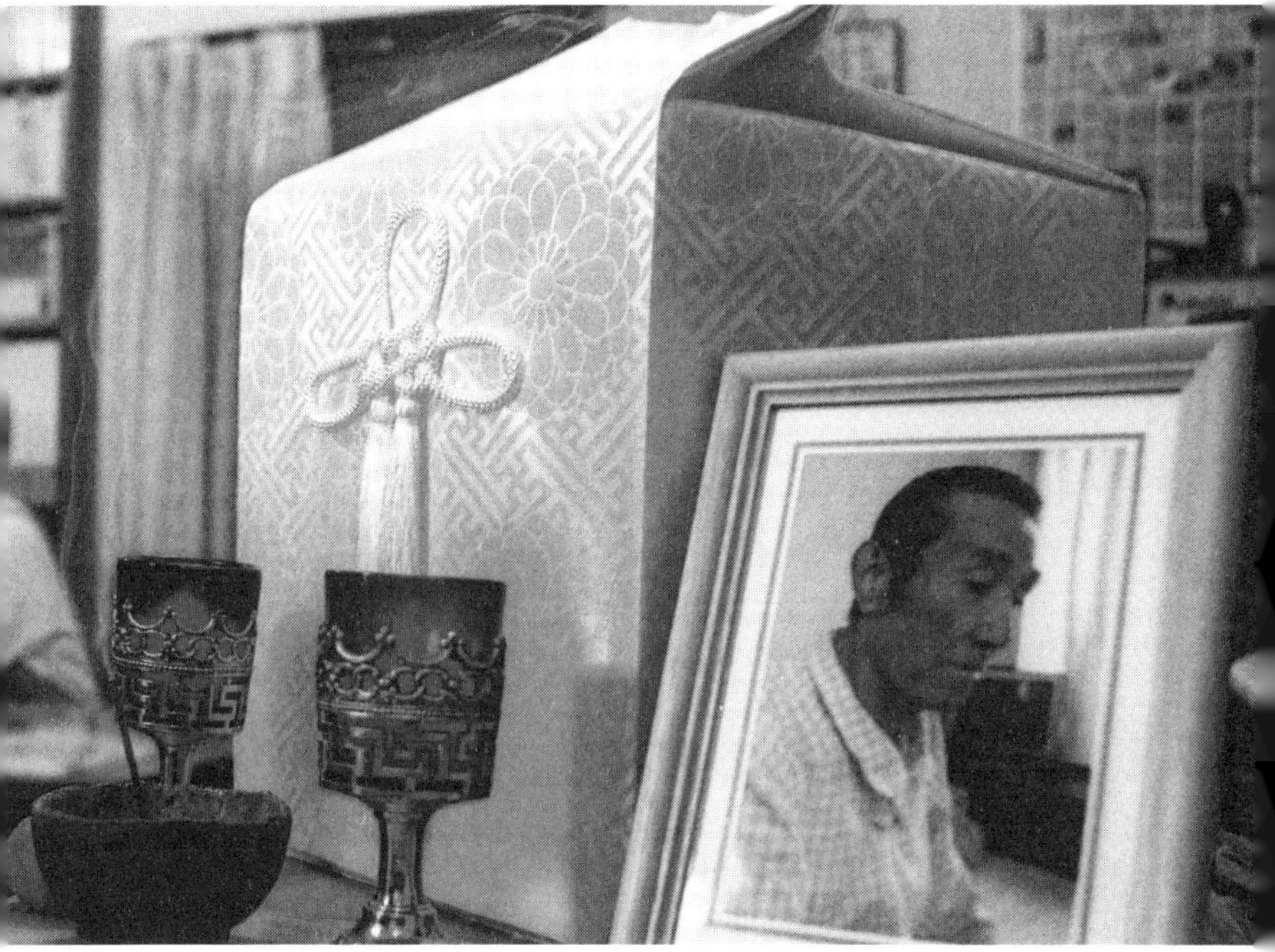

遺骨の前には線香と聖餐杯

ぼくは安心して納骨のなりゆきを見ていました。

しばらくして、ふたたび主教の耳もとで、もうひとつの疑問をささやきました。

「きぼうのいえの入居者は、ほとんどが元ホームレスです。信者のご遺族のなかには『ホームレスなんかと一緒に納骨されるのはいやだ』とおっしゃるかたはおられませんでしょうか？」

するとU主教はまた、さきほどと同じようにひとさし指を口もとにあてていいました。

「ホームレスだから納骨できないということがあってはならない！　黙っていなさい！　神はかならずお赦しになる！」

ぼくはクリスチャンとして、三〇年にわたってキリスト教のさまざまな教派の教えや対応のしかたを見てきたので、主教のあまりの寛容さにおどろき、同時に、その福音的な対応に感謝しました。

このような態度は、カトリックではまずとれないと思います。日本基督教団をはじめとする日本の各プロテスタント教会でも非常にむずかしいでしょう（なぜそう思うかは、次節を読んでもらえばわかります）。

でも、ぼくは、これこそまことのキリスト教だと思います。イエスならきっとそうしたであろう態度を示してくれた主教に深い敬意を捧げます。

ぼくと一緒にお墓に入りませんか?

ぼくは以前、インドのコルカタにある、マザー・テレサ創設の「死を待つ人の家」——現地では「カリガート」、すなわち「心の清い人の家」と呼ばれています——を訪問したことがあります。

この施設では住人が天に召されると、そのひと独自の宗教によって祈り、とむらう、ときいていました。ガンジス河の近くには多くの火葬場があり、柩に入った遺体が到着すると、それぞれの宗教のかたちで祈りが捧げられ、その遺灰はガンジス河に流されていくのです。マザーの霊性とガンジス河の霊性がみごとに一致しているように、ぼくには見えました。生きとし生けるものをすべてわけへだてなく受けとり、悠久のかなたへと受けわたしていく、いのちの大河のすがたに見えました。

現在のきぼうのいえでは、天界に旅立っていった入居者は、長野県伊那市にある「やすらぎ霊園」に入ることができるようになっていますが、実は、その霊園には、きぼうのいえの入居者だけではなくて、山谷のおじさんならだれでも入ることができるのです。

ぼくがインドを訪問するより前のこと、山谷のキリスト教の伝道所のあたりを、愛猫のクララを抱いて散歩していると、数人のホームレスから声をかけられました。

「あんた、きぼうのいえのひとだろ」

「そうですよ」

「きぼうのいえで亡くなったひとには墓があるんだって？」

「うん」

「いいなあ、おれたちは生きてるときもホームレスだけど、死んでもホームレスだよ」

このことばには、とどまるところをもたない者の痛切なわびしさと寂寥感がありました。あまりにもせつないこころの叫びではないでしょうか。

そのときはなにも思いつかなかったのですが、その後インド旅行から戻ってきたぼくの脳裡に、ひとつのアイデアがひらめきました。きぼうのいえのお墓に入ることができると証明するカード、つまり「きぼうのいえ墓地利用者証」を発行することでした。

きぼうのいえでもそうですが、山谷では、おじさんたちが亡くなると、カバンなどの荷物や衣服のポケットをあさり、底の底まで調べて、なにか身もとがわかるものがないか探します。だから、おじさんたちに利用者証をもつようにしてもらえば、亡くなったとき発見されて、きぼうのいえに連絡が来るでしょう。

われながらグッド・アイデアです。あとは実行に移すだけ。ぼくは近くの伝道所の牧師のところに相談に行って、この考えを話してみました。ところが、牧師はこういったのです。

「うちの教団の教憲・教規にのっとって洗礼を受けたひとでなければ協力できません！」

「あれ？」

予想とはだいぶちがう返答にとまどいながらも、なんとか説得しようとして、インドで見たあのガンジスの流れ、どんな宗教のひとであってもひとしくいのちを呑みこんでいく悠久の大河の話をしました。しかし牧師はなかばキレながら、甲高い声で叫ぶようにいいました。

「そんなことをしたら、みんなのお墓になってしまうじゃありませんか！」

「はあ？」

ぼくは呆気にとられました。牧師のいうことが全然理解できず、ふしぎな気持ちでした。

「みんなのお墓になってなにが悪いんだろう。それこそ神さまの世界に旅立つためには必要な考えかたじゃないかなあ？」

それから何日かたって、山谷の玉姫公園の一角で炊きだしの奉仕をしている天理教のひとたちを見かけました。事情を話すと、ふたつ返事で快諾です。

ぼくは炊きだしの配食の列の先頭あたりにデスクを置かせてもらい、そこで「墓地利用申込書」を書いてもらって、それをもとに「きぼうのいえ墓地利用者証」をパウチ（ラミネート加工）して発行しました。

実のところ、ぼくは最初、ようやく食事にありついているひとに、

「一緒にお墓に入りませんか？」

なんていうと、

「縁起でもない！　帰れ、帰れ！」

と叱られるのではないかとびくびくしていました。しかしおじさんたちの反応は意外にもおだやかで、どんぶりを片手に、ぼくたちのつくった趣意書を読むと、

「ああ、ありがとう！」

といって、どんどん受けとってくれるのです。

結局、かなりの数のおじさんたちが「墓地利用者証」に申しこんでくれました。

そういうわけで、身寄りもなく、住まいもなく、これまでは無縁仏として葬られなければならなかった山谷の住人のひとりが道すがら息を引きとって、いわゆる「行旅死亡人」として警察のお世話になったとしても、「きぼうのいえ墓地利用者証」をもっていれば、きぼうのいえに連絡が入って、無縁仏にはならずに埋葬されるようになったのです。

ぼくがインドでガンジス河に沈む壮絶な夕陽と、神々しいまでの日の出にあずかったときにいだいた思いが、ひとつ、ささやかながら実現したというわけでした。きぼうのいえは山谷のおじさんたちのためにますます多くの役割をはたし、この街に根づいていくにちがいありません。

きぼうのいえ

山谷に「きぼうのいえ」という風変わりなホスピスができて十数年、たくさんのホームレスのひとびとをみとってきました。このひとたちは、病気が重くて回復不能と診断されるような状態に陥ったとき、路上でいったいなにを思っていたのでしょうか。

「ここのひとはほんとうにやさしいなあ」

これはSさんの口癖でした。

Sさんはきぼうのいえができる前、商店街の入口で、段ボールを布団がわりにして寝ていたといいます。いつも死の恐怖におびえていたともいいます。山谷のおじさんは、長い路上生活で、じぶんたちの末路がどんなものかをよく知っているからです。ホームレスの先輩には餓死したひともいれば、凍死したひともいます、病死したひともいます。そんな最期を迎えた先輩たちがどんな扱いを受けたかもよく知っています。

きぼうのいえで、かがやくような笑顔を残して旅立ったHさんも、おなじようなことを話していました。きのうまで一見元気に雑談を交わし、いまはただ酔っぱらって倒れているだけだと思っていた友だちが、いつまでたっても動かないのです。そのうち警察からパトカーと白いワゴンが到着します。刑事らしき何人かが、あたりの通行人や商店のおやじさんからききこみをはじめます。友だちが死んだことがそれでわかります。

ざわざわしたしばしの喧騒のあと、ワゴンからブルーシートが引きだされ、死後硬直した遺体を無造作にくるんで乗せて走り去ると、あとはなにごともなかったように、いままでどおりの路上生活がつづくのです。数日後、その友だちが無縁仏として葬られたという話が、ホームレス仲間からきこえてきます。

「おれも最期はああなるのか……」

Sさんはずっとそんな空虚な思いをいだいていたといいます。

きぼうのいえがホームレスのために建てられたときいたとき、Sさんのこころは高ぶったそうです。年老いたホームレスの世話をしてくれるらしい。きれいな部屋に住めて、おいしいご飯が出て、やさしい女のひとが声をかけてくれるらしい。怒鳴られたり、殴られたり、水をかけて追い立てられることもないらしい。

「まるで天国みたいなところじゃないか……」

そんな噂が山谷中にひろがったといいます。

Sさんがきぼうのいえについて耳にしたのは真冬のさなかでした。こんな日には凍死するかもしれないと不安でしかたがなかったそうです。

「でも、いざとなったら、きぼうのいえがおれたちを受け入れてくれるんだ」

まだきぼうのいえに住んでいなくても、そう思ってもらえるだけで、路上のひとびとのこころに希望をともすことができたのです。

神よ。もっとも貧しく、みじめなひとびとのなかにはたらかれるお仕事の道具とさせてくださって、ありがとうございます。この光が、日本中に、世界中にはたらきつづけますように。

きぼうのいえ卒業にあたって——あとがきにかえて

わたしはこれまでの著述にあたって、きぼうのいえのふしぎさをいくつも書いてきました。そのなかのひとつに「きぼうのいえは、そのときどきに応じて必要な人材を召しだされ、全力ではたらきにおもむかせる。そして役割を終えるや、すみやかにきぼうのいえを去らせ、新たな召命を与えて新天地にみちびく」というものがあります。その思いはここでかかげる聖書のみことばのようなしだいです。

神はよるべなき者に住むべき家を与え、めしゅうどを解いて幸福に導かれる。
（詩編68編6。口語訳）

この祈りのもとに、みずからをあわれみの器と思い、「きぼうのいえ」を創設し、爾来一六年あまり主宰してきましたが、このたび主のみちびきにより、きぼうのいえを卒業して新たな事業に邁進することとし、平成三〇年三月一七日をもって退職したのです（もちろん、わたしは全権を現在のスタッフに委譲し、きぼうのいえは現在も運営を継続しております）。

　わたしは生涯をきぼうのいえのために尽くし、ここでいのちを終えるものと思っていました。しかし昨年来、ひとつの考えが浮かんでからは、きぼうのいえを淡々と動かすことに微妙な違和感を感じるようになりました。それは「余命の診断が出てからおもむろに入所する施設でよいのか？」という疑問です。まだ健康なうちから入居し、当人がどのような人生の苦難に出会っても、徹底して友として共振する施設があれば、それこそが全人的配慮のある施設の極意ではないかと思うようになったのです。

　いまから一七年前、わたしがきぼうのいえを開設する以前は、このような施設はありませんでした。当時の通称・山谷地区には路上死や事故死といった非業の死がついてまわっており、とにもかくにも、「人間らしい最期を迎えていただく」ことが急務でした。そこでボランティアベースで運営しながらも、事業としての性格も適度にとり入れて、両者のよさを組みあわせるなかで、豊かな人間性につつまれた最期のときをすごしていただきたいと考え、在宅型ホスピスケア集合住宅施設、すなわち、きぼうのいえを開設したのでした。

　きぼうのいえの実践は、平成不況によって経済が落ちこみ、国民総中流から総下流といわれるようになるなかで、日本最大のエンタープライズ的事業といってもよいのではないかと自負しています。しかし、きぼうのいえの定員は二一名。入りたくても入れない状況が慢性的につづいてきたことは否めません。

わたしには、このようなサービスをこの地のような低所得者層の多い街で、もっともっと多くのひとが享受できるようにしたい、そのような制度を実現し、日本中にひろめていきたいという思いがずっとあり、それがやがて一九七〇年代よりアメリカにおいて提唱されたCRC（Contituing Care Retirement Community）――持続したケアつきの引退者のための住宅――の構想へとみちびかれることとなりました。

わたしがこのプロジェクトを「ハートウェアタウン山谷」として発表したのは、記憶によれば、二〇一七年の夏だったと思います。以来、多くの方々からご支援・ご寄付が寄せられましたこと、この場をかりて深く御礼申しあげます。

ところが、しばらくしてわたしは大病をわずらい、新しいプロジェクトどころか、きぼうのいえの運営すらとうていできない状態に陥りました。その状態は約半年もつづきました。これが、わたしがきぼうのいえを退職したもうひとつの大きな理由です。

昼夜を問わず、日に一〇〇〇回を超える猛烈な嘔吐感、それによる不眠、よるべなき不安によるパニック、死を思わせる幻想――精神・肉体ともに徹底的に痛めつけられました。

じぶんがその立場になってみて、からだが思うように動かず、トイレに行くことや食事をとることすら困難な日々を生きることがいかにつらいかを痛感します。それでは、わたしは

「きぼうのいえ」で生活しているひとたちの気持ちをはたしてどこまで理解していたのでしょうか。

毎日毎日、自問自答がつづきました。考えれば考えるほどわからない。

肉体的・精神的な苦しみだけでなく、そんなもどかしい思いにもさいなまれるなか、わたしはひとりの男性にたすけられました。いやな顔ひとつせず、かれはじぶんの時間を削り、親身になって療養生活をサポートしてくれたのです。この偶然の出会いにより、少しずつ状態も好転し、ひとの情愛や見かえりを求めない精神に新たな希望を見いだしました。

ようやく体調も回復してきたいま、わたしはこの経験によって得た気づきと希望を原動力として、CCRCの施設の開設と普及に残りの人生を捧げようと決意することができました。

本書は、わたしがきぼうのいえで出会ったひとびとのかけがえのない思い出の記録であり、わたしの学びと気づきの軌跡であり、わたし自身の病床体験を経た反省の本でもあります。

いまこうして綴っていると、ひとりひとりがどんなに個性的な人生を送り、それぞれにどんな違ったかたちの幸福や悲しみや癒やしがあったかが思いだされて、わたしがどれだけ多くのことを教えられてきたかを痛感します。読者のみなさまもきっと多くのことを感じ、いろいろなことをお考えになると思います。

一方でわたしは、きぼうのいえとはまったく別個に立ちあげたハートウェアタウン山谷の構想の実現にむけて、新たな希望と決意を胸に邁進していくつもりです。いままできぼうのいえをご支援くださったみなさまに厚く御礼を申しあげるとともに、今後とも温かいお気持ちでお支えいただければ幸いです。

主の平和のうちに祈りをもって

山本雅基

著者

山本雅基 *Masaki Yamamoto*

一九六三年生まれ。がんセンターで学生ボランティアをしたのち、難病と闘う子どもと家族を支援するNPO「ファミリーハウス」に参加、一九九五年、上智大学神学部司祭課程を卒業し、「ファミリーハウス」事務局長になる。二〇〇二年、東京都台東区北東部のいわゆる「山谷」に移り住んで、身よりのない高齢の生活困窮者やホームレスを看取るホスピス「きぼうのいえ」（二一室、二三床）を開設し、同所の施設長・理事長、および一般社団法人ヘルパーステーション「ハーモニー」代表理事を長く務める。二〇〇八年に社会貢献者表彰（社会貢献支援財団）、二〇一二年に毎日社会福祉顕彰（毎日新聞社会事業団）、二〇一四年に保健・文化賞（第一生命保険・朝日新聞社厚生文化事業団・厚生労働省）を受ける。現在は一般社団法人ハートウェアタウン山谷実行委員会理事長。著書に『東京のドヤ街・山谷でホスピスはじめました』（実業之日本社、二〇〇六年）、『山谷でホスピスやってます』（同、二〇一〇年）。

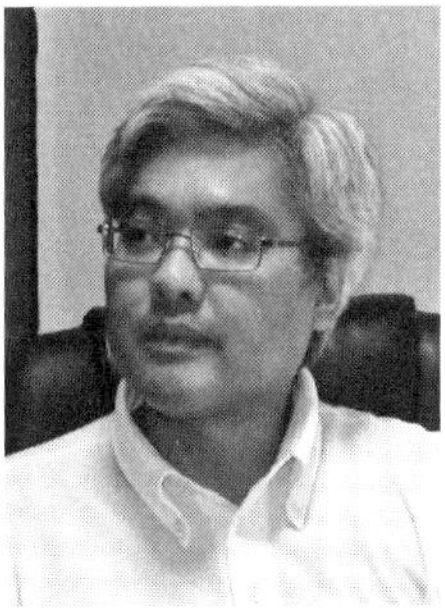

著者近影

貧者のホスピスに愛の灯がともるとき
山谷のひとびとと ともに

2019年1月25日　第1刷発行

著者――――――山本雅基
発行者―――――澤畑吉和
発行所―――――株式会社 春秋社
〒101-0021 東京都千代田区外神田 2-18-6
電話 03-3255-9611
振替 00180-6-24861
http://www.shunjusha.co.jp/
印刷・製本―――萩原印刷 株式会社
装丁――――――中山銀士

Printed in Japan, Shunjusha
ISBN978-4-393-49536-0
定価はカバー等に表示してあります